U0325490

HET PUBERENDE BREIN

青春期的大脑
孩子为何难以相处

〔荷〕伊夫琳·克罗恩
（E.Crone） 著

马 嫽 译

北京大学出版社
PEKING UNIVERSITY PRESS

著作权合同登记号　图字:01-2013-5796
图书在版编目(CIP)数据

青春期的大脑/(荷)克罗恩(Crone,E.)著;马嫽译. —北京:北京大学
出版社,2015.4(2020.8重印)
ISBN 978 - 7 - 301 - 24758 - 7

Ⅰ. ①青…　Ⅱ. ①克…　②马…　Ⅲ. ①青春期—大脑—生长发
育—研究　Ⅳ. ①R339.3 ②R322

中国版本图书馆 CIP 数据核字(2014)第 210866 号

HET PUBERENDE BREIN
Copyright © Eveline Crone ,2008
The publisher gratefully acknowledges the support of the Dutch Foundation for
Literature. The Chinese version has been translated from the German
version (Bärbel Jänicke)

书　　　　名	青春期的大脑:孩子为何难以相处
著作责任者	〔荷〕伊夫琳·克罗恩　著　马　嫽　译
责 任 编 辑	闵艳芸
标 准 书 号	ISBN 978 - 7 - 301 - 24758 - 7
出 版 发 行	北京大学出版社
地　　　　址	北京市海淀区成府路 205 号　　100871
网　　　　址	http://www.pup.cn
电 子 信 箱	minyanyun@163.com
新 浪 微 博	@北京大学出版社
电　　　　话	邮购部 62752015　发行部 62750672　编辑部 62752824
印 刷 者	三河市人民印务有限公司
经 销 者	新华书店
	850 毫米×1168 毫米　32 开本　7.75 印张　103 千字
	2015 年 4 月第 1 版　2020 年 8 月第 3 次印刷
定　　　　价	35.00 元

作 者 的 话

　　过去的几年中,青少年和他们发育中的大脑得到了越来越多的关注,但我们看到的评论往往都不是正面的。我要借助本书告诉大家的是:青少年规划上的困难,对挑战和危险的无法抗拒以及他们在友情关系中的价值判断都归结于变化中的青春期大脑。这种变化虽然有时会带来麻烦也会使人迷惑,但归根结底是正常的。正如我们在书中所看到的那样,青春期并不只是一段除了等待困难重重的大脑重新稳定下来就别无他法的时间,这个难缠的大脑同样也蕴含着无限的可能性,它们将帮助我们成长为独一无二的个体。每一个能够回忆起青春期的人都应该好好想一想:你当时有什么与众不同的天赋吗?

目　　录

1

3

第一章

运动中的青春期大脑

青春期叛逆是怎么回事？

为什么年轻人总是喜欢赖床？为什么不等到最后一分钟就无法完成家庭作业？要求他们现实一点地去规划人生怎么就这么困难？为什么非得不戴安全帽骑着摩托车飞奔，或者冒着生命危险在狭窄的桥道上踩滑板？为什么永远做不到按时回家？人人都知道，这样不负责任地将自己置身于危险当中是多么的不明智。为什么仅仅是想让他明白"现在已经很晚了"这件事就难于登天？他们可以和朋友在电话里倾谈几个小时，却不能与父母简短分享些许当日的新闻。这到底是为什么？

以上都是我过去几年中在学校或其他地方做关于青春期大脑运转方式的报告时，总会被家长和教师们问到的问题。这些报告表明，对于正在成长期的青少年，父母们有时完全无计可施，他们不能理解，他们的孩子为何不久前还兴致勃勃地在餐桌上与家人分享学校的点滴趣闻，突然有一天却将自己关进屋子里，连与他们多说一句话的兴趣也没有了。对于这些家长来说，从前开朗的儿女就像是正在经历一次变形，他们不断地将自己置身于与父母和另一个自己的对峙之中。

家长很少被当做倾诉的对象，年轻的男孩儿和女孩儿也开始对彼此产生兴趣——这与他们童年时期的友谊完全是两回事，一切都复杂和纠结得多。相比之下，这种情况与其说让父母、不如说更让他们自己不知所措。即使我们都清楚，处于青春期的孩子们对于同龄人、对于家长和其他人的看法都发生着根本性的转变，但我们却很难解释，这样的转变是如何产生以及为什么会产生的。孩子们脑中发生的一切对于我们来说往往就像谜一般。

在莱顿大学的大脑与发育实验室，我们几年来一直在研究处于青春期的大脑是如何变化的。为此我们邀请了儿童、青少年和青年人参加到实验中来，年龄跨度从八岁到二十四岁。我们让他们完成指定的任务，进行电脑游戏，我们询问他们的兴趣以及日常生活中的活动情况。在完成这些任务的过程中，我们扫描了他们的大脑图像，以此得知，在解决不同问题时，他们的大脑看上去是怎样的，或者说是怎么工作的。也就是说，我们的注意力集中在头盖骨的下方。观察展示，处于青少年成长期的大脑是如何支配个体行为和思想的，比如如何规划，如何控制情绪以及如何缔结友谊。

这项研究创造了一个全新的看待青少年行为模

式和动机的视角。他们的行为异于成年人是因为二者的大脑运作不同。目前,科学研究在该领域取得了巨大的进步,但可惜的是,为广大公众所知的却只是其中很少的一部分。偶尔还会有因为研究成果过于仓卒地被付诸实践而带来严重后果的情况,比如不恰当地将其加入大学的课程设置中。我想借由本书循序渐进地向大家介绍我们通过研究得出的最新认识。我将把这些与青少年的各种行为方式,与他们的学习、情感、社交以及创造性思维模式相关联的认识放在不同的章节中去加以描述。

本书恐怕很难作为一本家长手册向各位提供与青少年相处的正确方法,它更多是着眼于找到一个更好的途径来认识正处于变化过程中的青春期大脑。当然,您正在经历青春期的孩子断不会因为您看过这本书就瞬间转变。一个难以驾驭的青少年在读过这本书之后也会依然难以驾驭!但或许您可以借此更好地了解为什么年轻人的行为举止那么的不可理喻,他们为什么会如此没有自信或者说如此不懂得规划。

观察参与到实验中的青少年,常常使父母们目瞪口呆,儿女脸上的表情方才还像下了七日连绵阴雨的天色,一言不发地坐在车里,转眼间又阳光明媚,兴趣盎然地和工作人员聊起天来。家长们往往很疑惑,孩子的情绪为何如此瞬息万变,在家中他们怎么没有察觉到这一点?对于研究者来说,这一现象是再正常不过了。我们取得的几个最重要的结论之一便是:处于青春期的青少年,不同的大脑区域的活跃程度极不稳定,控制行为的脑区会在瞬间转换。早前有人猜测,他们的大脑是否存在还未发育完全的可能,对此,我们的证明显得至关重要:青少年各个大脑区块之间的交流功能的确还没有达到最佳状态。所以可能在驱车前往实验室的路上和到达实验室以后的两种情况下,处于支配地位的脑区块并不相同。这就是为什么青春期的孩子们如此反复无常的原因。

　　在我们开始解释大脑的变化之前,必须首先纠正一个被广泛传播的关于青春期的错误认知,那就是:现在的年轻人比过去更难相处。实际上几百年来,青少年都被认为是轻率和冲动的,他们易受同龄人的影响并对家长毫不尊重。可以以刻画青少年的经典戏剧《罗密欧与朱丽叶》为例,莎士比亚在这部戏剧中展现了一段发生在中世纪晚期的爱情故事:男主人公罗密欧疯狂地爱上了女主人公朱丽叶,他不顾父母的反对,执意要与她私会。这一鲁莽的行为导致的后果是,他最终以身殉情。故事以灾难性的一幕结尾:朱丽叶为了能与罗密欧私奔成功,佯装暴毙,而罗密欧因未能理解其中的玄机,只当她真的命丧黄泉,便也服毒自杀了。这样的冲动行为,完全符合我们现今对于青少年的评价。不少人相信,现在的年轻人较之过去有更大的问题(比如"现在的年轻人对权威毫无应有的敬畏")。然而对比《罗密欧与朱丽叶》,这样的论断显然并不准确,因为青少年的行为模式从古至今并没有太大的变化。与其说他们那所谓不计后果的特性比较明显地表现在社会进程的某个阶段,不如说这是一个人人生的必经过程。

　　青春期往往不被单独看做人成长过程中的某个

特殊阶段,而被笼统地当成是连接童年与成年之间的一段时间,在这段时间里,人表现得固执且令人无法忍受。事实上,青春期是一个过程,人在智力上的潜能、在情绪上的张力以及对于同龄人观点的感知能力都以独特的方式在此时得到开发。本书中,我将尝试把这种特别的转变展现给各位读者。

就在不久以前,对于青春期的研究还属于探索人类步入成年的几个步骤中的一环,之后情况发生了巨大的转变:几年中,我们在对这个特殊阶段的考察上已经取得了巨大的进步。现代科学方法的应用使得对大脑动态活动的观测成为可能,这也为研究带来了令人震惊的新结论。

下文中,我将向各位说明,只要我们关注大脑组织与其发育过程的变化,以及荷尔蒙分泌对于该过程的影响,青春期就非常容易理解了。这种变化直接影响到青少年对所获取知识的运用(比如在学校中),或者对情绪(比如愤怒、悲伤)的处理,还有社会关系(比如友谊)的缔结。不同脑区的反应不再孤立,而是产生有效率的互动;脑神经也不断增粗长宽,不再像过去那样呈细小螺旋状。由于大脑的发育,处于青春期的人较之其他年龄段更易接受新信息。我们可以想到,学习外语的时候,青少年总是显得比较轻松;在体育竞技和音乐领域,取得最高荣誉的也大多是身强体壮的年轻人。大脑发育的一个重要阶段即是灵活适应来自周遭环境的变化和不断增强的苛刻要求。所以青少年总在青春期为某个摇滚乐团或某种电脑游戏感到痴迷,同时他们也在寻找适合自己的价值观。也就是说,大脑的这种转变对青少年以后如何看待自己,如何与他人相处,有什么样的兴趣爱好,遵循什么目标或者以什么态度对待理想与规则都有极密切的联系。

如何理解青春期?

青春期是个体从儿童走向成人的一个过渡时期。"青春期"一词来源于拉丁文中的动词 *adolescere*,意为"成长为成年人"。青春期在不同的文化背景中对应的年龄段也不同，普遍意义上，十岁至二十二岁之间被称为人的青春期。在这段时间里，大脑将经历一段不同寻常的发育过程，大脑组织将完成一次深刻的转变。

首先需要明确的是，大脑是由许多不同的部分组成，每个部分有着不同的功能。比如对于一次良好的感知行为来说，大脑的后部（一般称为"视觉皮层"）起着至关重要的作用。而与智力活动相关的，例如计划与信息储存，则属于大脑前部（"额叶"）的工作。在本章的结尾部分我还将简单地介绍一下大脑各个部位的不同功能。

刚出生的几年中，人的大脑结构还非常的不稳定。当一个脑区无法正常工作时，很可能就有其他的脑区接替它发挥作用。在发育过程中，这种不稳定性会逐渐消失，各个脑区的功能慢慢被固定下来。于是它们不仅能更好地各司其职，同时也再不那么容易被取代。举一个常见的例子来说明大脑的这种不稳定性,比如在由癫痫病或者车祸导致的机能缺失的情况下,大脑能够进行自我平衡。癫痫——亦称羊癫疯——是大脑神经元突发性异常放电,导致短暂的大脑功能障碍的一种疾病。频繁而剧烈的癫痫发作有时会使病人完全失去行为能力。某些治疗中,人们考虑通过手术切除导致发病的病源部位。对于成年人来说,这样的手术取决于哪个脑区受到了损伤——从而阻碍了其对应功能的实现,比如说话的能力或者迅速接受信息的能力。而对小孩来讲,受损脑部位的工作很容易就被其他部位所取代。幼儿时期,切除一侧的脑皮层(大脑结构的最外层,对处理复杂任务非常重要)甚至都没有大碍,因为很快就会有其他部分接替它的工作。所以虽然同在特定脑功能受损的情况下,儿童受到的影响却比成人小了许多。儿童的大脑可塑性更强,完全因为他们的大脑还处于发育过程中,其结构也相对灵活。

然而,大脑各个区域的发育速度不尽相同。它们如何变化与青少年在不同的成长期所表现出的不同能力紧密相连。或快或慢走向成熟的各个大脑区域间的合作实际上显示出个体特殊的行为模式。比如相较于负责情绪控制的脑区域,导致情绪失控的脑区更为活跃的话,该青少年就会暂时处于"冒险阶段",也就是说,他对危险性比较大的活动极感兴趣,而这种倾向是不受他自己控制的。

十五岁的苏珊就是在这样一个所谓的"冒险阶段"做出了一个草率的决定。苏珊是一个爱与朋友们粘在一起的处于叛逆期的女孩。特莎是她的好友之一,也是一个胆大冒失的姑娘,苏珊的父母因此并不希望女儿与她过多来往。一天晚上,这对好友聊天时,特莎提议,要同苏珊一起去纹身。苏珊知道她母亲一定不赞同这个主意,她自己也不确定是否真要这样做。但在一个周六下午,当她和特莎一起经过一家纹身店时,两人立即被橱窗里五花八门的纹身式样吸引了,然后一致认为如果她们周一能带着纹身去学校的话,会"很酷"。于是她们马上决定,把父母给的添置冬衣的钱用来纹身。纹身很漂亮,过程虽疼却很刺激。回家的路上苏珊才担心起该如何向父母解释,自己为什么没有经过同意就把买冬衣的钱花在了纹身上。实际上,当两个女孩站在纹身店前时,她们大脑中的一个区域比另一个区域更活跃,从而导致了她们冲动地做出决定而不是三思而后行。这就是青春期大脑功能的不平衡造成的冒失行为并令父母生气的一个例子。

著名的心理学家斯坦利·霍尔(Stanley Hall)在 1900 年前后就将青春期表述为个人成长过程中的一个"狂飙与压力"(*Storm and Stress*)的阶段(这个概念借鉴了德国文学史上的"狂飙与突进"运动)。人在这一阶段有三个显著的特点:与父母的冲突,情绪波动以及冒险行为。霍尔提出的"狂飙与压力"理论对于后来针对个体青春期的研究产生了重大的影响,因为正是从他开始,青春期才被作为成长当中的一个具有自身问题与研究可能的时期单独进入人们的视线。所以我们可以说,斯坦利·霍尔是将青少年的发展纳入学术讨论领域的开拓者,这样的尝试在他所处的时代是极其可贵的。

"狂飙与压力"理论在此后被不断修正,因为实践表明,处于青春期的青少年并不总是表现得苦恼和焦虑,也不总是叛逆并与家长发生冲突。有些青少年甚至与父母相处得很好。鉴于不少研究者过于表面地理解了该理论的内涵,合理修正显然是很有必要的。另一位心理学家安娜·弗洛伊德(Anna Freud,西格蒙德·弗洛伊德之女)就是这样理解"狂飙与压力"的,她认为这是个体健康发育过程中的一个必要环节。当然,她的观点也不尽然。我们大概这样表述会比较确切:大多数青少年在他们的青春期都有所谓"狂飙与压力"的经历。同时,如果人生中有"狂飙与压力"现象,比较常见的,是出现在青春期而非其他年龄段。

失控的荷尔蒙

性成熟期与青春期常常被混为一谈,实际上,它们所指不同：性成熟期是以第二性征发育为核心的，从属于青春期的一个阶段。个体大约在十岁至十四岁之间经历性成熟，虽然开始发育的时间差不多，但从外形上来看女孩的变化较之男孩更明显。性成熟期往往被看成一段艰难的时间，"处于（或到达）性成熟"这个动词甚至有时被当作叛逆的同义词。这种表述忽略了性成熟期与婴儿或幼儿阶段一样，都属于个体发育的一个正常时期。除此之外，青少年在这段时间的行为模式是可以很好地通过考察荷尔蒙的分泌以及大脑结构的变化进行解释的。

　　许多家长都会注意到子女在这段时间的变化。山姆的妈妈最近就发现，原本有一大群朋友的儿子突然在交友这件事情上变得不自信起来——虽然他此前从未觉得结交新朋友有什么困难。随着脸上的青春痘越长越多，山姆的声音也开始发生变化，班里的女孩儿们因此偷偷笑他，这令他更加没有信心。想起自己从小并没对女生的言行如此在意，他就不由得生起气来。他显然不明白，为什么她们的一举一动如今竟然让他这么不自在。他多么希望一切还像小时候一样，所以更不敢跟女孩们有任何接触，甚至退出了足球队，他认为这样就能摆脱不自信的状态。

山姆逃离人群的表现恰恰反映了个体在青春期受到荷尔蒙分泌的影响导致的一种生物学上的剧变。这种变化因其直接发生在个体的体貌特征上而容易被察觉。对于女孩来说，性成熟大约从十岁开始，她们的身体随即出现一系列重要的改变：首先是乳房开始发育，臀部变宽大，长出阴毛和腋毛，六个月后，月经初次来潮。而对于男孩来讲，性成熟开始的时间一般比女孩晚一年，其表现除了同样长出阴毛和腋毛之外，生殖器也开始发育，还有声音变粗，长出胡子。

性成熟具体何时开始是由性腺分泌的性激素[1]决定的。性腺通过血管与一个重要的大脑区域即下丘脑相连并持续不断地从下丘脑收到关于性激素分泌量的信号。所以这个过程中，下丘脑起到调节荷尔蒙

---

[1]　即荷尔蒙——译者注。

分泌的作用:它通过监测个体的荷尔蒙水平控制性腺分泌所需的荷尔蒙量。促性腺激素释放激素(Gn-RH)的增多代表了性成熟期的到来,虽然这种激素在之前并不是完全不分泌,只是其分泌量非常之少,完全不足以导致个体的性发育。只有当促性腺激素释放激素(GnRH)频繁分泌并达到一定量时,性成熟期才会开始。

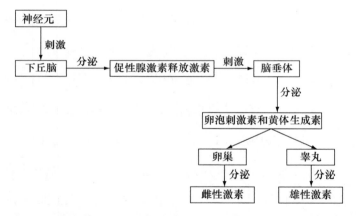

下丘脑分泌促性腺激素释放激素(GnRH),促性腺激素释放激素(GnRH)刺激脑垂体,脑垂体又分泌卵泡刺激素(FSH)以及黄体生成素(LH)。这两种激素接着刺激卵巢和睾丸,使其分别分泌致使青少年身体发育的雌性激素和雄性激素。

　　青春期是随着激素(GnRH)释放量的增大而开

始的。

　　一般来讲,青春期体重重的孩子比体重轻的性成熟的时间会提前;在有些文化中,性成熟期也比在别的文化中要早一些。我们此处所取的,完全以个体在身体上的性征发育,也就是说,具备生育后代的能力为标准。西方近几个世纪里,孩子到了一定年龄,身体是否发育是与其是否健康并有生育能力紧密关联的。

　　促性腺激素释放激素(GnRH)是通过大脑来调节的,下丘脑经由血管向性腺发出指令,使该激素分泌。换句话说,性激素的分泌并不由性腺而由来自大脑的或强或弱的讯号所控制。这种荷尔蒙分泌的改变不仅会带来我们体貌上的发育,也会影响到我们日常生活中的感受和思维。在上一个例子中,山姆的苦恼明显不仅仅来源于身体上的发育。所以,荷尔蒙发挥了两方面的作用。

　　一方面,荷尔蒙分泌量的增多导致某些特定的脑区域里的细胞在一段时间里特别活跃。由此带来的影响并不仅局限于性成熟期,而是也会延伸至成年后:我们之所以有时感到无力和挫败,有时则心情特别好,就是这个原因。

另一方面,唯独在性成熟期,荷尔蒙对大脑组织的发育有重大作用。个体处于青春期,其大脑结构和各区域间的互动都在经历巨大的变化。所以,某种特定荷尔蒙分泌的多少直接决定着大脑的活跃程度。部分孩子到了年龄还没有开始发育,是因为促性腺激素释放激素(GnRH)分泌量升高得太晚。这种情况下,可以针对荷尔蒙进行治疗:在普遍性成熟期开始的年龄,将一般由自身分泌的荷尔蒙人为地补充给个体,从而避免阻碍个体的智力发育。如果不这样做或不及时这样做,个体在例如空间认知能力上就会有缺陷,出现记不住路的情况。大脑中有一个区域专门负责处理接受到的空间方面的信息,这个区域位于大脑的外层,并在性成熟期快速地发育。

简而言之:如果青少年在青春期出现了荷尔蒙分泌失调的情况(性成熟因此无法开始),那么他们针对某些特定领域的能力便会相对差一些。所以我们可以这样说，大脑工作与荷尔蒙分泌之间是一个双向关系：它们互相影响。如果大脑因为不向性腺发出分泌促性腺激素释放激素这类荷尔蒙的信号，所造成的荷尔蒙缺失最后反过来也会影响大脑的发育。

那么，荷尔蒙究竟会怎样影响青少年的行为呢？我们已经知道，青少年的身体在促性腺激素释放激素的刺激下发育，自然也会导致他们对自己和对周围人的看法发生改变。山姆现在已经接受了自己身体上的变化，他在意的，是他身边同龄的男孩女孩们是否也和他一样。实际上，不同的人，性成熟开始的时间也不同。在头几年，大家外形上的差异非常大。比如有的女孩已经很强壮，胸部也发育丰满，有的却看不出来有任何变化。既然女孩的性成熟期表现得比男孩更早，这种性别之间发育上的差距在十岁至十二岁之间最为明显。

性成熟期何时开始，直接影响男孩女孩们的社会身份。性成熟较早的女孩比较辛苦，她们容易抑郁，并经常有厌食的问题。但"早熟"对于男孩来讲则是自我价值的提升,早熟的小伙子比晚熟的更有威信。至于为何男女之间有这样的差别,至今没有定论。只是早熟的女孩们不断增强的抑郁情绪极有可能是荷尔蒙分泌带来的变化之一。因为正是荷尔蒙导致了身形的改变,使得女孩们觉得自己距离大众审美的标准越来越远。一个十七岁的姑娘在名为 www.beperkthoudbaar.ifo 的网页上(一个致力于让身体之美回归自然状态的有趣网站)写下了以下一段话:"我身高 1 米 75,体重 70 公斤,我当然不算太胖,只是肉都没长对地方。如今人们放眼望去,到处都是穿着紧身裤的苗条姑娘,我穿不了紧身裤,它们不是为我的屁股和腿设计的。在我班里有另外三个女孩,总穿那些我不能穿的又窄又美的衣服。我多么想把我腿上的肉给别人,反正它除了给我带来不幸之外,什么作用也没有。"

　　的确,对早发育的姑娘来说,那些额外贴在身上的肥肉是她们的眼中钉。她们因此而变得不自信,因为在这段时间里,她们可能比同龄人体重重很多。此时节食的作用也不大,那只会加深她们的不幸感,认为自己遭到了排斥。可是,较早发育的小伙子们的身体反而是被追捧的,这也是为什么他们觉得有面子的原因。

在性成熟期,青少年的性趣、性幻想以及性行为等也随着年龄的增长发生变化。乌德勒支①的鲁特格尔·尼索(Rutger Nisso)团队发布在 www. sekxon-derrje25e. nl 网站上的研究结果显示:百分之四十七的介于十一岁至十四岁之间的未成年人有性幻想,百分之五十的在十三岁前就有舌吻的经历。在这件事上,十二岁年龄段的男孩比女孩更有经验,但从十三岁开始,女孩们后来居上,到十七岁年龄段,二者持平。百分之五十的年轻人承认,他们十四岁左右将手伸进衣服里摸过对方的身体并平均在十六岁半有赤裸地和对方亲近的行为。大多数青少年的初次性行

———————————
① Utrecht,荷兰地名——译者注。

为发生在十六岁(女孩早于男孩)。可以理解,受到荷尔蒙的影响,来自同龄人的性吸引是不断增强的。如果同龄人在童年时扮演的主要是玩伴的角色,那么在青春期则完全不同:同龄人间的友谊开始变得更加私密并且强烈地依赖于互相的信任和欣赏。

荷尔蒙带来的除了被唤起的对性的渴望之外还有强烈的情绪波动。我们已经知道,荷尔蒙分泌能直接影响大脑的工作,也就是说,某个特定时间它能强烈刺激管理情绪的大脑区域。哭与笑的开关在大脑中本来就是近邻,再加上情绪根据场合(家,学校,朋友)的不同而进行转变的要求也越来越高。造成的结果便是瞬间的情绪失控。之前例子里纹身的苏珊回到家,刚刚和特莎一路上还因为那漂亮的新收获而洋洋得意的她,在踏进家门的一刻,心情直转急下。她的父母因为发现她把买冬装的钱用来纹身感到很失望,而她则突然大哭起来,抱怨父母不在乎她是否快乐。类似的情况中,苏珊的情绪显然不稳定得像风中的小旗。

我们必须首先明确,这在青少年的性成熟期是很正常的现象。个体建构社会身份的过程是需要伴随着社会行为和情绪的变化进行的。如果一个人到了十五岁还和小孩儿一起在街上躲猫猫,像跟屁虫似的跟在父母身后而不和同龄人交往,那么他社会身份的发展也将很坎坷。个体要完全成为社会中的一员,必须经历一场彻底的变革,这种巨大的改变会反作用于我们的大脑系统,使其很快失去平衡。综上所述,在青春期,大脑处于苏醒状态,控制情绪的脑部位此时所起的作用微乎其微。(详细请见第三章)

不间断的时差反应

苏珊十六岁的哥哥丹尼斯不久前开始打工了。他打算靠这份周六早晨派送报纸的活儿存下一笔钱,去西班牙旅游。即便清楚它的重要性,丹尼斯还是常常睡过头,上了两个闹钟也不管用,他像听不见似的仍旧蒙头大睡。头两个周六,还好有丹尼斯的母亲帮忙,在接到询问为何儿子没有上工的电话以后,母亲赶忙驾车去替儿子完成了工作。多亏了她,才没有耽误客户按时拿到报纸。到了第三个星期六,母亲再没兴趣替儿子收拾烂摊子了。她认为,十六岁的丹尼斯应该为自己的决定负责,按时起床。实际上,对丹尼斯来说,这不是他想不想而是他能不能的问题。

恐怕我们每个人的青春岁月里,都有晚上睡得晚,早上起不来,一遇到周末,就睡到昏天暗地的经历。到了性成熟期,身体分泌睡眠荷尔蒙(褪黑素)的时间会推迟,导致个体的生物钟产生变化。儿童一般睡得比较早,在晚上八点就可以入睡。而青少年的睡眠系统此时还完全没有开启,虽然在青春期因为身体发育的原因,比平常需要更多的睡眠,但他们几乎必须等到十一点或十二点钟才能睡着。于是青少年不得不面临一个尴尬的处境:夜里他们有时瞪着眼睛躺在床上直到午夜,早上却无论如何也睁不开眼。这有可能会造成不小的困扰,比如丹尼斯就因为不能按时起床而险些丢了工作。

青少年难起床的问题,导致白天的他们很容易给人留下不服从权威的印象。我们可以想到,在运动协会里,比赛开始的时间总是很早,有时早上八点孩子们就被要求到达球场。这样的时间安排自然会引起他们的反抗。其实,青少年与权威间的矛盾很多时候并不是一时兴起,而是由于生物钟被打乱了。要知道,处于性成熟期的个体总是很难摆脱所谓的"时差反应"。

　　一般来说,儿童每晚需要大概十小时的睡眠,成年人有八小时就够了,青少年则需要睡上九到九个半小时。然而,如此长的睡眠时间在青少年那里很难得到满足,因为他们夜里睡不着,早上又得早起去学校。由此导致的,是长期不间断的睡眠缺乏,这直接影响着他们的行为举止,使他们陷入一种恶性循环。缺过觉的人大概都有这样的经历:记住信息变得很困难,创造性减退,有人甚至会因此而患上抑郁症或免疫系统受损。

　　在美国的明尼芬达州,人们已经开始尝试调整学校的上课时间：原先7：20开始的早课被推迟到不早于8：30。学校反馈的报告表明，学生的成绩不仅提升，违纪的情况也得到了改善。在荷兰，各个学校上课的时间并不相同，但大多是八点左右，如早于这个时间，则需要在尽量保证学生睡眠的同时，允许他们周末睡个够。不上课的时候睡到中午，不该被认为是懒惰和不守规矩，人们应该知道，未成年人得到足够的睡眠，能够提高他们在下一周的学习效率。

成长为成熟的社会成员

个体处于十岁至二十二岁之间，也就是整个青春期，被称作个体的社会成熟期。前文中已经描述过一些特征，我们知道，性成熟的开始也标志着青春期的到来（十岁至十四岁之间）。然而这时青少年还远远没有成人。到了青春期的中期和晚期（十五至十八岁以及十九至二十二岁），个体发生一系列重要的变化，我们将之称为社会成熟期。

这里所指的,首先是认知能力上的巨大转变。心理学领域的认知一词,词源为拉丁语的 cognoscere,意为"探索与理解"。同时,认知也可用于表述我们的"思辨能力"。所以,认知能力的转变对例如学业成效等起着重要的作用。著名的发展心理学家让·皮亚杰(Jean Piaget)在他的《儿童智力的觉醒》(*Das Erwachen der Intelligenz beim Kinde*)一书中表达了这样的观点:童年时期的成长过程使我们逐渐能够接受复杂的知识。而认知能力的提升则是与实践能力的发展密不可分的,所谓的实践能力对于个体行动的复杂化与多样化至关重要,它分成不同阶段,其中包括靠感觉获取经验,灵活地根据规则的变化及时改变行为方式等等。实践能力的发展使得我们能更好地适应环境的变化,比如:同时完成几样工作或者依照突发状况改变计划。每个认知阶段都有对应的发展历程,我们必须清楚,这些认知发展都会延续到青春期,只有当个体可以将各个认知阶段的能力融会贯通时,才有能力做出深思熟虑的决定。

青春期对于个体学习换位思考和批判思考——实践能力的一个重要组成部分——尤其起着决定性的作用。换位思考的一个重要标志就是,个体能够设身处地地站在他人立场上,从他人的角度考虑问题。随着青少年年龄的增长,他们越来越善长在大脑中演练例如:"他想,她觉得,他是这样想的,因为他此前这样认为……"至此,青少年的批判能力也渐渐加强,在对什么事情有意见的情况下,能立即进入讨论状态。究其原因,无非是此时他们已经可以更好地权衡自己的观点,同时更好地假定对方的立场。至于大脑的哪个区域对应个体的认知发展,是我们在第二章探讨的内容。

另外,青春期不仅意味着认知能力的增长,个体学习处理自己与他人的情绪也是一个重要的课题。他们在社会领域将获得更广阔的视野,感受自身与他人的方式方法也会随之转变。

根据荷兰发展心理学家米修·维斯特贝格(Michiel Westenberg)的研究,个体在青春期的社会发展是多阶段的,每一阶段都属于社会成熟期的一部分。其中有四个阶段尤为重要。第一个阶段是冲动阶段,期间冲动、依赖以及服从综合发挥作用。处于冲动状态的青少年展现出攻击冲动和性冲动,同时对他人深具同情心。在这个阶段,未成年人期待其他人能立刻满足他们所有的愿望和需求,他们希望能从家长和老师那里得到明确清晰的指令:应该如何做?什么是被允许的?什么是不被允许的?因此在这一阶段,他们冲动反应还比较容易被纠正。

随之而来的是自我保护阶段,主要表现为自我帮助的能力和投机的人际关系。冲动期的依赖行为此时已被自我保护所取代,青少年将尝试自己控制自己的冲动,抗拒伤心或害怕等感受。在这个阶段,享乐成为他们的首要目标,选择朋友也倾向于以利己为标准。

第三个阶段被称之为顺应大流的阶段,这也是个体社会发展发生根本性转变的时期。因为该阶段是以适应、平等、相互性和社会行为为基础的。与前两个阶段中个体以自我为中心的行为方式不同，此时，他们更多的将关注点转移到了他人身上。在朋友圈中，青少年追求符合社交期待的表现，害怕受到指责和拒绝。人际关系以互利为基础，交往需自愿，在集体活动中要团结一致。

最后到来的是自我意识阶段，其关键词是个性、私人关系与宽容品格。这一时期，当青少年的行为违背集体的意愿，与之产生矛盾时，他们更多考虑的是自身的感情与愿望。即使清楚要冒被排斥的危险，他

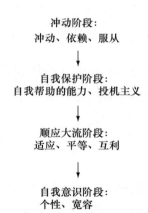

冲动阶段：
冲动、依赖、服从

↓

自我保护阶段：
自我帮助的能力、投机主义

↓

顺应大流阶段：
适应、平等、互利

↓

自我意识阶段：
个性、宽容

米修·维斯特贝格（Michiel Westenberg）研究中的个体在青春期社会发展的多个阶段

们也将真实地展现个性放在首位。判断对错的标准取决于自身的实际情况，所以，在这个时期，青少年被要求具备强大的宽容和应变能力。

由于个体经历各个阶段的速度不同，要以年龄划分整个进程就显得有些困难。普遍意义上我们认为，大多数八岁至十二岁之间的孩子处于冲动阶段或者自我保护阶段，到了十二岁还未完成前两个阶段的情况非常少。从十二岁到十四岁，个体开始经历从自我保护阶段到顺应大流阶段的转变，十七岁是第三阶段里比例最大的年龄，十七岁之后，大多数人结束第三阶段。自我意识阶段开始的时间大概从十七岁到二十一岁不等，统计数据在这个区间并不稳定，但从二十一岁到二十五岁，已经有大概百分之七十五的青年人处于自我意识阶段。

我们如果知道，大脑组织的工作方式在上述过程中不断变化，就能更好地理解是什么导致了个体社会行为和情绪的转变。在下一章中，我想详细描述大脑在这个时期的变化，从而解释几种由此而来的在青春期常见的情况：例如不稳定的学习成绩（第二章），强烈的情绪反应以及控制情绪（第三章）的可能性（或困难）。我还将借此向读者说明，大脑的哪个区域对社交关系至关重要，后者又在经历怎样的变化（第四章）。可以确定的是，我们不应将青春期当作一段无能为力的时间，而应该看到它所包含的巨大的可能性。

如今我们已经能够将青春期的一系列转变与大脑的发育结合在一起。而实际上就在十年前，学界还不具备把握大脑发育的整个进程的能力，虽然通过研究成年人的大脑我们大致能对此进行推测，但所有结论仅仅停留在假设阶段。对大脑活动进行精确测试在前几年才成为可能，接着测试方法与相关理论都实现了巨大的飞跃。于是，针对大脑本身的研究不久前变得至关重要起来。在我们开始进入描述青少年大脑及其运作方式的几节内容以前，我想我们有必要先了解一下大脑的构造以及对大脑的科学观测是如何进行的。

大脑的构造

  大脑是生长于人类颅骨中、构造复杂的器官。它由数百数千亿个神经细胞(神经元)构成,每个神经细胞又与大量另外的神经细胞相连。与其他类型的细胞不同,神经细胞处于网状系统当中,并且相互关联。大脑与脊柱一起组成人的神经系统。

  大脑细胞可分为脑灰质与脑白质。脑灰质由神经细胞体组成。神经元(以电波的方式)释放神经冲动,将信息传递给其他的神经元,在此过程中,脑细胞中的神经胶质细胞会起到支持神经元的作用,髓磷脂(一种独立的具有保护和引导功能的物质)则通过绝缘避免干扰并保证神经元结构的完整。脑白质由神经轴突(指神经元的突起部分)构成,是连接各个神经元并使它们保持一定距离的部分。

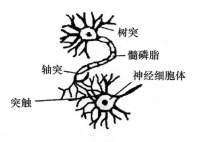

树突
髓磷脂
轴突
神经细胞体
突触

如图中显示,大脑细胞由细胞体、轴突和树突构成。轴突被称为髓磷脂的、起引导作用的白色物质包裹。脑信号转递至突触,生成神经冲动,脑内信息就以此方式从一个脑细胞传递到另一个脑细胞。

大脑各个部位有着不同的功能,所以我们需要首先明确一下它们各自管辖的范围。小脑位于大脑半球的最后方,其形状类似蘑菇,主要负责调节躯体平衡和肌肉张力。脑桥——位于脊柱最顶端的一小部分——也是人类进化过程中保留下来的最原始的大脑部位。它将从上部接受到的信息传递给小脑。位于脑桥上方的是中脑,它对感官和行动信号非常重要。中脑的前方是丘脑及下丘脑,二者主要负责控制荷尔蒙分泌以及身体功能,同时也有调节体温的作用。

大脑的最外部被称为大脑皮层。脑皮层是成卷曲状的大脑外层,人类的脑皮层与动物相比高度发达。因为具有数量庞大的沟壑,脑皮层实际面积巨大,平铺之后大概能达到一个篮球场的大小。由于它高度精密的构造和在大脑中举足轻重的地位,它对接受新的信息至关重要。正因为如此,大脑皮层的发育吸引了大量研究者的目光。

大脑皮层由主要由四个部分构成,根据它们各自上方的颅骨部位分别被命名为:枕部皮层(枕叶),太阳穴皮层(颞叶),顶骨皮层(顶叶),前骨皮层(额

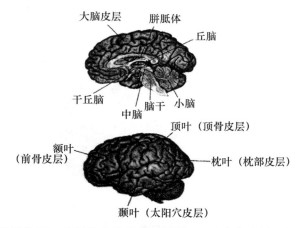

大脑结构图。上图为大脑的横切面图,下图为大脑侧面图

叶）。枕叶是大脑里的视觉中枢,顶叶负责逻辑思维以及空间感知,颞叶主管听觉、语言能力及记忆,额叶则与智力相关,负责个体目的性行为。

除此之外还有两处深藏于大脑内部的组织,被称为基底核和杏仁核,它们与大脑皮层共同发挥作用,影响着人类的行为方式。基底核主要参与学习功能及奖励功能,杏仁核的工作则是处理情绪。

大脑皮层还可划分为左右两个部分(也称为左半球与右半球)。左右半球由胼胝体链接。胼胝体位于大脑中央,主要负责灵活调控左右半球之间的交流。

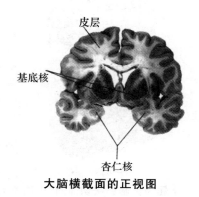

大脑横截面的正视图

大脑皮层的发育是一个极其复杂的过程。根据来自阿姆斯特丹的神经解剖学家哈利·伍林斯（Harry Uylings）的研究，婴儿出生之前，即受精卵发育至大约十七至十八周的之后，大量脑细胞开始迅速生成（其速度可达每分钟二十万个以上）。大脑就是在这段时期完成生长的。与此同时，脑细胞被分派至各处，并逐渐在所谓的神经管中，发挥联系各个脑部位的作用。因此，脑皮层是由内向外发育完整的。这些脑细胞中的一部分在产生时就被赋予了特定的使命，所以到达相应的位置，是它们能够正常工作的前提。而大部分脑细胞的功能是相当灵活的，承担何种责任，取决于它们最终在何处停止流动，在那里与其他细胞共同工作。

大脑中率先开始发育的部位是脑干，脑干的作用主要在于保证身体机能例如心跳的正常进行。随后，大脑（包括大脑皮层）开始发育，受精大约四个月之后，胎儿的大脑主体基本长成。接下来即是各个部位间建立联系的过程。这项工作大部分被留至胎儿出生之后，其主要表现为大脑皮层的迅速扩大。

脑皮层各部分的发育速度不尽相同,但无疑均导致了个体行为模式的转变。脑皮层成形前期,大脑会疯狂生成脑灰质,随后数量慢慢减少。这听起来也许有些自相矛盾,但这种在特定区域进行自我消减的行为保证了脑灰质细胞本身强大的功能性,消减掉的脑灰质被认为是不能发挥作用的。换句话说:大脑超出需求地生成脑灰质,实际就是一个优胜劣汰的过程。这个过程在不同的脑皮层中也会按照不同的速度进行。

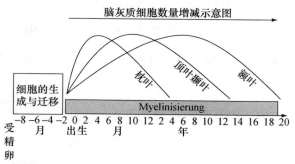

上图为大脑灰质与白质在不同脑区域形成的时间对应图。脑灰质的增减在不同区域按照不同速度进行。引自凯西(Casey)等(见 2005 年《认知科学发展趋势》①)

---

① *Trends in Cognitive Science*, 2005.

脑灰质数量发生的最大波动一般出现在个体四岁至十二岁之间,基本直到二十五岁才结束。在枕叶区域(负责视觉感知)波动值达到最高峰的时间较早,而在顶叶区(负责信息合成)、额叶区(负责智力发育与引导目标性行为)与颞叶区(负责语言功能)则相对晚得多。科学研究认为,不同的发展过程对儿童行为产生影响,同时也解释为何个体在不同年龄段学习能力不同的问题,其实有时只是大脑还没有发育到相应的程度而已。

　　与脑灰质不同,脑白质的数量变化直至个体成年早期,都呈直线上升的趋势。脑白质的作用是保护并传递由脑灰质生成的神经冲动,保证脑各个部位之间的交流顺畅进行。在这种神经介质的帮助下,细胞间的信息传递成为了可能。此外,脑白质不仅能促进细胞冲动,还能阻碍甚至禁止这种冲动生成。脑白质数量以及活跃度的剧烈变化基本发生在个体十五至十七岁之间。

　　某些脑部位会经历一段所谓的"敏感时期",在这段时间里它们变得非常脆弱和易受影响。这时,损伤或者缺少刺激都会带来非常不利的后果。比如一个孩子出生前在母体中受到酒精和尼古丁的侵害,他出生以后就会直接表现为神经发育上的不足。对此类儿童来说,在他的幼儿时期,提供一些视觉上的刺激以激活脑枕叶的某些区域显得尤为必要。若这样的刺激未发生,特定的区域便会丧失其功能性,因为眼睛(接受信息的位置)与枕叶(处理信息的位置)之间无法建立联系。这会带来灾难性的后果,孩子可能完全失明:也就是说,视觉中枢的特定区域将永远无法正常工作。

大脑的各个部位均有自己建立联系的最佳时机,一旦错过,很难再成功,因为细胞间的竞争太激烈了。比如学习外语语音最好是在某个特定的发育阶段完成。不是说个体之后不再具备学习外语的能力,而是错过了最佳时机,便很难再掌握完美的外语语音。一些大脑区域(例如视觉中枢)的敏感时期非常短暂,另一些(例如语言中枢)则相对长一些。还有第三类,其敏感时期要么并不十分明显,要么就是持续的时间很长,例如管理学习能力的脑区域,它们对在学校中吸收新知识非常的重要。

颅骨下的世界

也就是在过去的一个世纪里,科学发展使得研究活人的大脑成为可能。但对于大脑活动的关注则在更早的时间就已经开始了。只不过当时科学家们的研究还依赖于对患脑肿瘤、受到枪伤或者其他脑伤的病患的观察:各式各样的脑损伤带来的后果——这对于患者而言当然是悲剧性的——为我们提供了一幅完整的大脑功能图。第一次与第二次世界大战期间,神经心理学家们观察了大量受脑损伤的士兵,记录他们因此丧失了什么能力,同时保留了什么能力。在他们死后,便能将受伤的部位与其功能对应起来。换句话说:科学家们由此找到了导致特定机能缺失现象的源头所在。

这样的研究方法纵然可行,但如今人们已经不需要等到研究对象去世之后才能确定他们受到伤害的脑部位在哪里。通过例如磁共振成像(MRT)或者 X 线计算机断层摄影(CT)等影像检查方式已经能够得到完整的大脑结构图。于是,我们一方面了解病患的困难(例如记住人脸或者说出物品名称),一方面观察他们大脑受损的区域,该脑部位对应的功能便一目了然了。然而针对健康人的大脑,尤其是儿童大脑的活动,我们又该如何测定呢?

我们知道,人类大脑由几乎 1000 亿个神经细胞构成,每个神经细胞又与其他成百甚至上千个神经细胞相连。考察每一个细胞的功能无疑是一件极其细致繁琐的工作。过去的一百年中,科学家们探索出的两种重要的研究方法,为我们减轻了这种负担。

20 世纪 30 年代发展出的脑电图技术(EEG)是通过贴在大脑皮层上的电极,观测脑细胞群的细微活动。当大量脑细胞处于活跃状态,生成的微弱电流便能被脑电图记录下来。这种研究方法最大的优势在于,它记录下来的脑细胞活动能够精确到千分之一秒。而它的不足则是,观测从头骨外侧进行,所以我们无从得知具体是什么脑部位处于活动当中。

然而,通过磁共振成像(MRT)技术,也就是我们这里提出的第二种检测大脑活动的重要方式,得到脑图像已不是难事了。借助该技术,能够准确地探究大脑结构,而在功能磁共振成像(fMRT)技术的帮助下,我们则完全可以观察到脑各个部位的活动,也就是说观察到处于生命状态的人类大脑。很早以前我们就知道,特定脑区域含氧量的提升标志着该区域正处于活跃状态。磁共振成像(MRT)即是以此为出发点,借助氧合状态下的磁敏感度来定位大脑某区域瞬间的氧含量提升。通俗一些来讲:个体大脑的某区域处于工作当中(比如当我们因为需要活动手臂而触发运动机能)时,立即有大量血液涌向该区域,血液的重要组成部分是红血球,红血球中含有大量的血红蛋白,这是一种本身可以充氧的蛋白质。血红蛋白的氧含量发生变化时,它的磁性也随之变化,这种变化就是可以被磁共振成像（MRT）仪器所捕捉的信号。确切地说：探测器针对的是血红蛋白在氧合状态与脱氧状态下的转换，也就是我们称之为的"血氧合度依赖的对比"（Blood Oxygen Level Depemdent，亦缩写为BOLD 信号）。

　　磁共振成像（MRT）技术提供了不用揭开头骨也能观察大脑的可能性。除此之外，它无需依赖对人体有害的伦琴射线，接受检查的过程也不会带来太多不适。所以该技术在探索儿童的大脑活动领域有着巨大优势，目前，磁共振成像研究已经在四岁儿童身上成功进行。虽然磁共振成像（MRT）开拓了一个全新的领域，但这也还只是冰山一角。随着时间的推移，科学领域的现代技术手段无疑将层出不穷，正因为如此，科学家以及所有对儿童和青少年大脑发育充满兴趣的人们迎来的，将是一个充满机遇和挑战的未来。

第二章

学习中的大脑

教育神经科学的起源

如何解一道复杂的数学题？为什么年轻时更适合学外语？为什么有些孩子天生就比其他孩子聪明？我们越来越明显地感觉到,以上这些问题的答案无一不与特定大脑区域的功能相关。过去几年中,不仅大脑研究激发了人们的兴趣,其在青少年学业领域的运用也得到大量关注。由此,一门全新的学科应运而生,它就是我们所说的"教育神经科学"(Educational Neuroscience)。这个学术领域最大的优点在于,它凝聚了来自教师、学生、教育学家以及脑科学家的共同智慧,并试图在此基础上建立一个最佳的学习环境,使青少年能顺利地度过青春期。

苏珊目前正就读于一所实科中学。去年一年,她各科成绩平平,过得并不太顺心。其实,升入高年级对苏珊来讲非常重要,只是一离开学校,她的心思就被其他的事情占满了:与朋友煲电话粥,上网聊天,去H&M买件新毛衣,晚上还要接受曲棍球训练。物理书只能抽空拿出来翻翻,拖欠的英语作业也差点被她忘在脑后。除此之外,明早还要与小组成员们碰面,准备历史课上的讨论内容。对于苏珊来说,单独处理其中的一项工作并不是难事,难的是它们全都一起堆在了面前。要在课堂上将所有内容都记进本子里,苏珊觉得这几乎是不可能的,而且笔记本上留下的潦草字迹,连她自己也无法辨认。她目前必须培养自控性,比如合理地安排写作业的时间,这对于她今后的学习道路至关重要。这也是苏珊的希望,只是她的大脑好像有些不配合。

问题就在这里。新的知识当然会促使大脑的发展,也可以对大脑进行训练。但是我们知道,青春期的大脑还处于发育状态。因此,要求青少年完全具备管理好自己的能力似乎不太可能。因为,负责计划工作的脑区域此时还未发育成熟,它们之间的交流也没有达到最佳状态。所以当苏珊被要求独立安排好学习时间,并且不能与大量的课外活动相冲突的时候,她的大脑显然不堪负荷了。假如她得留级那就太可惜了,因为她的成绩原本是可以升学的,可是她就是无法合理规划自己。在这一章中我就要向大家说明,哪些脑区域与规划工作相关以及它们是怎样发育的。

额叶:认知能力的主导

好的规划性需要一系列认知能力的辅助,也就是一种与达成目标以及判断力相关的理解能力。在这一章中,为了更好地了解认知能力的功能和变化,我们将把目光转移到脑皮层——大脑外围的卷曲皮肤(见第一章)上来。

　　某些大脑部位就其功能而言较为单一,也很特殊。比如我们脑底端的一块区域(下丘脑)就只负责调解人体的生物节律。而对于脑皮层来说,情况要麻烦得多。它所控制的许多功能因为其复杂程度往往需要不同次区域(Subareale)的协作。好的规划性就来源于一系列不同功能的相互协调。让我们回到苏珊的例子:为了能够继续学业,她需要同时掌控不同类型的事件。首先,她必须在笔记本上记下有待处理的事项,这就要求她尽可能详细地将每项工作中最重要的信息提取出来,并且不能被课堂上的各种外来因素所打扰(同学们交头接耳或者下课铃响),不然她就无法继续下去。除此之外,她还面临着在做作业的过程中不能分散注意力的压力(专注工作),她必须忽略使她分心的琐事(突然到来的短信)。最后,她要具备从一件工作转移到另一件工作的灵活性,因为如果有五门课程的作业要写,她总不能直到十一点桌上还放着第一个作业本。而对于一个有着长期目标的人来说,高度集中的注意力和优先选择工作的能力都至关重要。总而言之,计划是一件相当复杂的事情,它需要动用到非常多的脑区域。

能够进行好规划多半是由额叶皮层决定的。大脑的这个部分位于额头的后方,它囊括了整个脑皮层三分之一的面积。这样巨大的面积也决定了它拥有着大量的连接和次区域。

鉴于大脑皮层的面积太广,人们习惯根据其所在的位置来给各个区域命名。第一种表述方式是将脑皮层分为上区——下区,顾名思义,就是位置是上下关系的两个区域。第二种表述方式是腹区——背区,指一个位于类似人体腹部,另一个位于类似人体背部的区域。第三种方式是前区——后区,指一前一后的两个区域。而第四种则是内侧区——外侧区,指里面和外面两个区域。(如图)

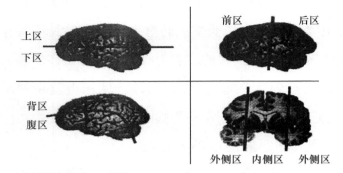

上区
下区
背区
腹区
前区　　　后区
外侧区　内侧区　　外侧区

上图为大脑皮层按所处位置进行分区的示意图,分别为:上区与下区,腹区与背区,前区与后区以及内侧区与外侧区。

　　单就额叶而言又可以分为三个区:运动区,外侧额叶及内侧额叶。这种划分不仅依据三者所处的不同位置,也考虑到了它们不同的功能。运动区位置较靠后,它(和它的名字一样)激发并支配着躯体运动。外侧额叶在头骨前方,控制各样针对特定目标的行为,运用规则的行为和按照指令进行的行为。另外,该区域对于接受新信息也很重要。内侧额叶处于外侧额叶的下方,它除了是引导目标行为的重要区域以外,还影响着个体处于情绪化的状态中(第三章)以及处于社会群体生活中(第四章)时作出的决定。

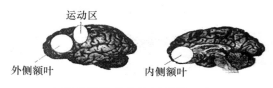

运动区

外侧额叶　　　　　　内侧额叶

上图为额叶各个次区域的示意图

大量的规划机能在额叶处被融合,形成"自控能力"。"自控能力"实际是各种目的性行为的上位概念,比如在身边有人窃窃私语的情况下保持专注听课的能力。由于它的前提是自控性,成年人往往做得比青少年更好。我们这里所探讨的针对与计划和自控相关的大脑区域的研究主要基于以下三种方式:临床研究、猿类研究和大脑扫描科技。

在大脑受损后进行规划

额叶所处位置(头骨前端)使它成为最易受到伤害的大脑区域之一。这样的伤害必定严重影响到受伤者的日常生活。由于额叶有面积大、异质性的特点,不同部位受损带来的后果也不同。鉴于本章以学习中的大脑为主题,我们会着重关注对于个体规划能力和学习能力起到至关重要作用的外侧额叶。如果外侧额叶受损,会发生什么呢?

通过临床研究我们得知,外侧额叶在大脑存储讯息和解答问题方面都扮演着重要的角色。同时,它也帮助我们及时停止不适当的行为。所以,额叶受损的病人难免在以上几种情况下表现得比较吃力。比如,由于缺少相应的克制机能,他们常常发表不得体的意见。又比如,他们很难领会笑话的笑点,只能被简单的滑稽逗乐。理解笑话要求人具备将不同情境关联起来的能力,理解滑稽则不用。

然而外侧额叶受损的病人所表现出的最大障碍在于,他们很难根据反馈调整自己的行为。换句话说:外侧额叶受损的病人面对一项被批评、甚至被全盘否定的工作时,几乎无法依照要求对其进行更改。他们往往被"禁锢"在原有的行为模式中不能灵活变化。后文中我们将提到,根据反馈进行调整是一种在青春期迅速发展的能力。所以,学校生活中创造类似的情景非常必要。常年以同样的方式完成任务和作业，给青少年学生们带来安全感。一旦要求发生转变，他们很难抛开旧有的习惯接受新的行为模式，比如突然更换教材或者老师。

猩猩大脑的规划机能：单细胞记录（Single-Cell-Recording）

我们是如何得知，大脑的哪个部位主导了个体的认知行为？实际上，很多关于大脑功能的知识都来自于对大猩猩的研究。即便这种实验方法并不被所有人认同，我们还是因此了解到了大量有关脑功能的讯息。大猩猩研究领域的权威帕翠莎·戈德曼-拉基奇（Patricia Goldman-Rakic）就做过一个针对猩猩大脑外侧额叶的实验。参与实验的大猩猩们在做出某种特定选择时会得到奖赏，例如一块苹果或者一口苹果汁。实验中，大猩猩们先被展示一幅电脑屏幕上的图片，图片只有左半边。接着，屏幕中央会出现一个十字。大猩猩们必须紧盯着这个十字直到它改变颜色，与此同时，展示的部分变为图片的右半边。所以，猩猩们在图片出现在屏幕上时盯着左边，然后往中间寻找十字。一旦十字变色，它们要立即看向右边，这样就能得到奖励。由于很难向大猩猩解释需要遵照什么样的规则才能得到奖励，实验有时需要经历数个月才能达到预想的效果。

大脑在这个过程中经历了什么？为了找出答案，帕翠莎·戈德曼–拉基奇和她的团队记录了整个外侧额叶神经在此间的活动。他们使用的是被称为"单细胞记录"的方法。短暂麻醉猩猩们之后，研究人员将微量测电器接在目标脑区域，也就是外侧额叶处，记录下细胞的运动。单细胞记录是目前可用的最精确的检测脑细胞活动的技术，不足之处在于，它只能针对很小一块区域。同时观察十五个细胞的最大极限，对探索大脑来说只是沧海一粟。

戈德曼–拉基奇的实验最让人感兴趣的地方是从图片出现在屏幕上到十字变换颜色这段时间里脑细

胞所发生的变化。实验表明，大猩猩们在记忆图片的过程中花费了大量时间。如果另一边图片紧接着十字转变颜色出现，猩猩们立即知道应该看向另一边；而如果十字出现后一段时间（大概6—12秒）内依然保持原来的颜色，它们便需要思考很久才能反应出之前及之后图片各自应该出现在哪一边。以上所说的间隔时间越长，外侧额叶脑细胞们的活动越剧烈。也就是说，外侧额叶工作的强度和猩猩们在此处反应的时长有关。这种脑细胞的运动代表了个体正在进行长时间储存信息的行为。在特定的时间内记忆信息，是一种被称为"工作记忆"（Arbeitsgedächtnis）的能力，它属于一种重要的自控机能。

处于计划中的大脑

人类工作记忆以及其他自控机能也都与外侧额叶有着重要的关系。借助大脑扫描技术，比如磁共振成像（fMRT），我们得以对人类大脑的外侧额叶进行深入的探索。这种研究方法的巨大贡献在于,它帮助我们弄清了脑额叶不同区域的具体分工,填补了临床研究和单细胞记录留下的空白。

另外,对于研究儿童及青少年的大脑功能,找到每个部位的可为与不可为,大脑扫描技术有着无与伦比的优越性。可以确定的是,大量脑细胞(脑灰质)在额叶某些区域中变化的速度比在其他区域更慢,从而引起的结构性转变影响了儿童的规划能力以及其留意信息的能力。不久前我们才知道,与规划和完成特定任务相关的脑区域们是在个体的童年和青少年时期逐渐展现出功能的。本节中,我们将向大家介绍几种相关的功能,并说明它们与大脑发育的关系。

大部分用于解决问题的脑功能是在个体四岁至十二岁之间才逐渐形成的。这一点也可以从这个年龄段儿童和青少年快速发展的修辞能力中反映出来。而包括规划能力和变通能力在内的其余许多脑功能要等到青春期才能成熟。如前文已经提到的,额叶的发育也会持续至个体的二十到二十五岁。关于大脑哪个区域对应什么样的功能，我们已经知道的比此前多了很多，在这个基础上，应当为青少年创造一个更适宜的成长环境。如果孩童时期更适合学外语，那么就不要错过这个大脑已经准备好了的机会。如果规划机能十四岁时还未完善，就别过分要求一个十四岁的孩子合理计划自己的每一分零花钱。

接下来讲的研究中有几点值得注意。研究对象按照年龄分组后分配任务，每组大约二十到二十五人。筛选出的对象必须能够体现某一族群的特征，这项工作甚至比由一百甚至两百名孩子来参与的实验本身更耗费精力。任务在实验室里进行，无法与日常生活中遇到的需要复杂规划的事件相比，因为实验作业往往有明确要求，参与者充满动力，也不易被外界因素干扰。撇开一点不谈的话，我们对青少年大脑发育的研究成果整体上感到欣喜。接下来，我将先对大脑功能进行分类，然后分别为大家介绍它们。

工作记忆：眼不见，就忘掉？

如果我们要求一个八个月的婴儿找到某样刚刚被放在两个纸箱下的东西——比如一个玩偶或者玩具车，他可以毫不费力地做到。而假如这一放一找的过程延长，大约在十到十二秒之间，婴儿便会忘记玩具的位置，这就是他的工作记忆还没有发育成熟的表现。童年早期，个体的工作记忆会经历翻天覆地的变化。我们以前通常认为，工作记忆基本在十岁达到成熟，但现今的科学研究表明，即使进入青春期，工作记忆也有进步的空间。这样的空间有多大，则取决于这段时间人们给予的支持力度的大小。

一种考察工作记忆效力的方式，是如我们常在猿类研究和婴儿研究中所做的，计算大脑中从信息进入到信息消失的时间。一个实验中，实验对象先被展示一张图片中的三个不同位置，然后被要求分别在五秒、十秒和十五秒的迟疑之后按照原来的顺序指认图片。实际上,不论成年人还是儿童,十五秒之后完成任务都感到困难,尤其是儿童,但是他们在五秒测试中基本和成年人做得一样好。实验揭示了儿童发挥工作记忆的局限性,大概得到十二周岁,他们才能与成年人在这件事上平起平坐。

检测工作记忆的另一种方式是以保存在记忆中的信息量作为考察对象。比方说:游戏中首先出现四个物体,随即被遮住,实验者需要回忆起它们是什么。这并不很难,而接着物体由四个变成八个或者十个时,参与者就感觉有些吃力了。因为需要记住的数量从四个变为了八个或十个。这和我们平时要记忆十个单词,十幅图片或者十样物品名称是一个道理。另外,即便尽可能记忆多的信息对于任何人来讲都是一件很困难的事,儿童却比成年人更易失败。所以小孩子不太可能把过多的任务或者一份长长的购买清单都记在脑中。不论使用什么方法(计算信息在记忆中保存的时长也好,计算保存的信息量也好),研究者们都得承认,工作记忆的能力在个体未成年至十五岁这个区间中都表现出与年龄巨大的相关性。即使在十二到十五岁之间这种相关性减弱，一个十五岁孩子的工作记忆也还没有达到成年人的水平。

或许在之前的两个实验中，工作记忆与年龄段的相关性并不如此明显，那么当受测者被要求对信息进行重组的时候，关联性就迅速显现出来了。这种测试工作记忆的方法被称作操控任务。受测者首先被要求在六秒钟之内记忆一串字母，比如 P-B-F-N，然后大声将他们重复出来。这虽然有些麻烦，但不难达成。而当受测者接着被要求在六秒之内将几个字母按照字母表的顺序重新排列，问题就大了。

将信息在大脑里进行二次加工的能力，也是工作记忆的一种，它对于儿童和青少年比对于成年人而言更加困难。由于它不仅需要个体大脑额叶的各个次区域协调一致，也需要它们之间能够建立成熟的交流。所以，所谓的抽象操控信息的能力基本上到青春期仍有发展空间。它在学校里也在发挥作用，比如我们解一道复杂的算术题时，每个数字都需要在脑中重新排列,或者我们制定一项学习计划时,要考虑到上课和下课的时间,还要除去午餐和下午踢足球的时间。这种程度的规划对工作记忆,尤其是对其中加工信息的能力的要求非常高。

研究方法虽不同但结论殊途同归:当人们需要记忆的地点、图像越来越多,需要信息在脑中保存的时间越来越长,外侧额叶发挥的作用也逐渐增大。工作记忆的效果与外侧额叶的活跃度是密不可分的,也就是说,外侧额叶越发达,工作记忆的能力越强。这二者间紧密的联系已有明确的证据可以证明。

显然,关键不在于信息的种类。不论需要记忆的是地点、图片、书籍还是物件,外侧额叶的活跃程度都

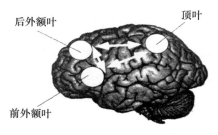

后外额叶　　　　　　顶叶

前外额叶

上图为使用工作记忆时相互协作的大脑区域。

没有差别。只是如果工作记忆的形式不同——记忆信息或是加工信息,活跃的外侧额叶区就不同。记住信息(仅仅是将它们储存进大脑)与前外侧额叶有关。而加工信息(比如按字母顺序排列它们)则与后外侧额叶有关。这种分工非常重要,因为我们已经知道,大脑的前部比后部在结构上成熟得更早。实验室中,我们先让儿童在六秒钟里记忆一张图片(上面印有类似一个钟,一栋房子,一只鞋或者一条狗的图象),再让他们倒着列举出图片中的物品名称,最后分别找到两种情况中最活跃的脑区域进行对比。实验结果表明,年龄低于十二周岁的儿童在完成后一项操控任务时更加吃力。与十五至十六岁的孩子以及成年人相比,他们的后外侧额叶在上述过程中活跃度也较低。因此我们可以说,鉴于后外侧额叶发育缓慢,处于青春期的孩子们无法很好地发挥属于工作记忆的操控机能。

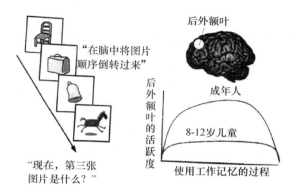

后外额叶

成年人

8-12岁儿童

后外额叶的活跃度

使用工作记忆的过程

"在脑中将图片顺序倒转过来"

"现在，第三张图片是什么？"

上图展示的是测试工作记忆的实验过程：实验参与者将图片出现的顺序在脑中倒转，并回答提问（见左图）。此时，大脑后外侧额叶发挥了巨大的作用（见右上图）；八至十二岁的儿童在上述工作记忆被使用的过程中后外侧额叶的活跃度较之成年人更低（见右下图）。引自科隆纳（Crone）等（《美国科学院院报》①，2006）。

　　几年来，托克尔·科林贝格（Torkel Klingberg）和他的同事在他们位于瑞典的实验室中企图弄清的，就是儿童的工作记忆能力与大脑发育之间的关系。实验中，实验对象被要求记住电脑屏幕上图片所在的位置，实验者将成功的概率按照实验对象的年龄，即八到十八岁，分别与大脑活动进行比对。实验表明，成

---

① PNAS(Proceedings of the National Academy of Sciences USA).

年人与位置相关的工作记忆准确率更高(此处需要脑外侧额叶与负责空间感知的位于脑后部的顶叶协作完成),而儿童,伴随着年龄增长,能力也逐渐增强。在现代测量科技的帮助下,科林贝尔的团队还找到了实验过程中大脑区域间的关联性所扮演的角色。具体来说:关联性越强,工作记忆的效果越好。

克制机能:及时停止

假设你正骑着自行车去上班,时间很紧,所以你试图快速冲过前面的十字路口,此时路灯由绿变黄。你必须迅速踩下刹车,才能准确地在红灯面前停下来。又假设你正在邻居家做客,电话铃突然响起,就在你手已经伸向话筒的瞬间,你意识到这并不是自己家。再假设你在英国开车,右方驾驶让你手忙脚乱。以上种种状况都需要大脑的克制机能,它是一种帮助人们及时减缓或停止自己行为的能力,对于保障安全和确保举动不出格都非常重要。可实际情况往往复杂得多,特别是当我们必须改变习惯(比如开始右驾)或是必须突然完成某样动作(比如交通灯变色)时。

儿童与成人相比,更难减缓或停止行为。以一个名为"西蒙说"的游戏为例(美国版的"平派乐命令"①),在这个游戏中孩子们被要求根据指令做出动作,前提是这个指令以"西蒙说"开头。比如,随着"西蒙说:拍手!"的命令,孩子们应该立即拍手。随着"西蒙说:跺脚!"的命令,孩子们应该马上跺脚。而随着"摇头!"的命令孩子们必须一动不动,因为命令前没有"西蒙说"。其实,在已经习惯了根据指令行动之后突然停下来,不是一件容易的事。特别是当你意识到这是个无效指令的时候,动作已经呼之欲出了。对于孩子来说这显然更加困难。

减缓或停止行为也是发展心理学深入研究的一个课题,课题的目标是搞清楚儿童和成人何时可以而

① Kommando Pimperle,一种儿童游戏——译者。

何时不可以减缓及停止。为此,研究者们引入了一种称之为"行动/不行动"（Go/No-go-Aufgabe）的实验任务:当实验对象看见电脑屏幕上出现某张图,比如一只红色的狗时,他们需要马上按下红色的按钮。狗图片会频繁出现,以至于实验对象按下按钮的行为不能间断。而当屏幕上的图片出现一只蓝色的狗时,实验对象不应该按下按钮。这个任务对于儿童的难度不言而喻,他们虽然能够成功几次,但大多数情况下都是失败的。特别是四岁以下的儿童,对此几乎无能为力,四至十四岁的儿童与成人的标准也有差距。

作为测试克制机能的一种简便方法,行动/不行动实验本身也存在缺陷。实验中,衡量克制机能优劣的标准在于任务失败（未能主动避免失误）的次数,也就是当屏幕上出现蓝色狗图像时,受测者按下按钮的次数。为了减少错误,受测者实际上完全可以有意识地放慢反应速度。如果他们在所有图片前都思考一段时间的话,自然就能最大程度避免失败了。那么,任务失败次数的减少有可能源于受测者能更好地停止自己的行为,但也有可能只是因为他们刻意延长了反应的时间。

因此，为了更准确地测试克制机能的发生过程，科学家发展出了另外一种称为"停止信号"（Stopp-Signal-Aufgabe）的实验项目。实验考察的是受测者停止行为所需要的时间。克制机能启动或阻止受测者按下按钮，这个反应速度要如何计算呢？研究人员们打算用一个巧妙的小把戏解决问题。在"停止信号项目"中，受测者被要求根据指向左侧或右侧的绿色箭头用食指点击相应的按钮。他的反应速度必须很快，以至于在一段时间后开始机械运动。当箭头变为红色时，受测者必须停止点击。假如箭头立即变红，受测者较容易成功，假如箭头一段时间内保持绿色，接着突然变红，他们则可能因为连续运动很难反应过来。这种情况类似于之前交通灯的例子，一种是在人离十字路口还有一段距离的时候变黄，一种是在人几乎要到十字路口时变黄。通过调整箭头出现到变红的时长，研究人员可以得出受测者成功停止自己行为所需要的时间。这个时间被称为"停止信号反应时间"（Stop Signal Reaction Time，SSRT）。四岁到八岁儿童的"停止信号反应时间"较长，最快在十二岁至十四岁之间该能力能达到成年人水平。实验证明，十四岁以下的儿童停止行为的能力较弱。

外侧额叶前部（位于使用工作记忆时负责储存信息的脑区域下方）如果受损，个体将在停止自己行为这件事上感到异常困难。"行动/不行动"和"停止信号"两个实验结果均表明，实验中，健康成年人的该脑区域都异常活跃。所以我们也把外侧额叶前部称为大脑中的抑制区。

一批科学家致力于探索大脑抑制区在八至十二岁和十八至二十五岁两个年龄段里的发育情况。他们最重要的成果是在对"行动/不行动"实验中的八到十二岁儿童进行了功能磁共振成像（fMRT）检查后，发现他们的外侧额叶前部与成年人相比较不活跃。因此，我们也许可以说，这个年龄段儿童的前外侧额叶还没发育成熟。另外值得注意的是，与前外侧额叶相反，这些孩子的其他大脑区域，比如后外侧额叶在同一过程中已经足够活跃了。那么很有可能即使其他区域已经成熟后，抑制区还需要再发育一段时间。

　　对于另一组年龄在十二至十八岁的受测者来说，由于前外侧额叶的继续发育，大脑的抑制功能也正处于向成年人水平过渡的时期。几年后，研究人员再次对同一组孩子进行了测试，这一次他们的前外侧额叶更加活跃，抑制机能也明显增强了。

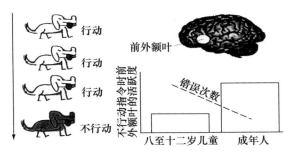

上图为行动/不行动实验过程的示意图：实验中，受测者应当对行动信号（此处为白色的狗）做出反应，对不行动信号（此处为黑色的狗）不做反应。前外侧额叶在实验过程中至关重要（见右上图），儿童的前外侧额叶与成年人相比活跃度更低（见右下图）。引自凯西（Casey）等（《认知科学发展趋势》①，2005）及杜尔斯登（Durston）等（《发展科学》②，2002）

　　虽然我们已经知道，抑制区在人类十二到十八岁

_____

① *Trends in Cognitive Science*, 2005.

② *Developmental Science*, 2002.

时经历巨变,但具体变化的过程还是一个谜。同样未知的,是前外侧额叶的机能水平达到成年人标准的确切时间。但是可以推测,由于大脑还处于发育状态,十二岁以及以上一些的孩子基本上还无法像成年人一样拥有好的克制机能,因此我们不要奢求青少年能够在纷扰的课堂上像成人一样专注地汲取信息。要知道,注意力被同学吸引是他们无法克制的本能冲动。

到目前为止,我们讨论的仅仅是如何抗拒外在干扰,但在某些情况下,干扰存在于任务之中,也就是说,需要排除的是任务的一部分。阅读抑制任务就是个好例子。阅读本身是相当快速并且机械化的过程,它决定了我们同时很难忽略所读之词的意义。著名的"斯特鲁普实验"(Stroop-Aufgabe)就是以此为出发点的,这个实验由美国心理学家约翰·莱德利·斯特鲁普(John Ridley Stroop)发明并以他的名字命名。实验要求受测者讲出字的颜色,而最有趣的地方在于:表示颜色的字被印成了有颜色的字:"红"和"绿"可能被印成与其意义相符的颜色(比如"红"印成红色),但也有可能被印成与本身意义不符的颜色(比如"绿"印成黄色)。当字体颜色和字体意义不符的时候,根据颜色而不是意义念出该词非常困难。因为我们已经习惯了某种阅读模式,以致要压制它并非自然而然的事。

类似上述实验中的"干扰"在生活中常常能遇到。"干扰"就是不断发生口误的根源:比如我们弄混几个有血缘关系的人,或者对着新欢叫出了旧爱的名字。儿童以及额叶受伤的病人会对在"斯特鲁普实验"中抑制惯性阅读冲动尤其感到困难。科学家们同样也在检测儿童和青少年参与这一实验过程中的大脑活动时有了重要发现。

帮助成年人顺利完成"斯特鲁普实验"任务的脑区域(即后外侧额叶)直至青春期仍在变化。一个上述的干扰配对测试中(比如被印成绿色的"蓝"字应该读作"绿"),介于七到二十五岁之间的受测者们的表现直接依赖着他们外侧额叶的活跃度。七到二十二

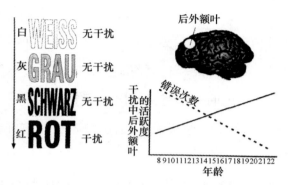

上图展示的是"斯特鲁普实验"的过程：实验中，受测者被要求念出字体颜色，当给出的词意义与字体颜色相符时，他们能轻松完成；当给出的词意义与字体颜色不符时，干扰出现。后外侧额叶是对排除干扰有重要作用的脑区域，它的活跃度随着年龄的增长不断提高。引自阿德勒曼等（Adleman，《神经图像》①，2002）

岁之间，外侧额叶的活跃度呈直线上升的趋势，年龄越大，越能排除掉错误信息。这种发育变化在大脑左半球更为剧烈，原因很有可能在于实验任务与该区域控制的语言机能有关。此外，虽然十二至十四岁的青少年也具备较好的一般克制力（可参见之前的交通灯一例），但对于排除干扰，他们依旧感到困难，苏珊就几乎无法伴随着收音机的声音记法语单词。所以，

_____

① *Neuroimage.*

即使青少年们看起来能够轻松地同时做着几样事（一边打电话，一边上网，一边写作业），但根据实验，他们的大脑未必能够负荷，因为此时排除干扰的机能还没有达到最佳状态。

灵活性与规划能力：快速适应一个变化的环境

灵活性大概属于控制机能中最重要的一个部分。因为人们到头来最常遇到的，还是因为突发情形不得不改变计划的状况。比如当我们正准备出门买东西时电话铃却响了。这个时候我们必须将第一计划（离开家）更改为第二计划（接电话）。此外，在不同领域中拓展和深入也需要灵活性，例如进行算术或者电脑编程时。此处所指的是一种持续依照反馈调正行为的能力，也就是说，我们根据结果显示的对与错，调正行为以达到目的。在反馈中有所收获也是学校教育的一个极其重要的课题。灵活性首先就体现在被迫改变习惯的过程中。

额叶受损的病人在上述情况下将遇到巨大困难。习惯了某种让他们感到舒适的行为模式后，面对突如其来的变化，他们会手足无措。简单的指令也会造成意想不到的障碍，比如一位额叶受损的病人被要求用梳子的背面将钉子钉在墙上。他虽然理解指令的意思，但一旦接过梳子，第一反应还是用它来梳头。对他来说，这个机械化的行为是无法被抑制的。

一组用于测试灵活性的实验中，受测者需遵循某样特定规则(比如不断对某种颜色做出反应)，然后因此得到反馈(正确或错误)。这样坚持一段时间后，规则被改变。测试的核心在于受测者此时必须利用反馈自己找到新的规则：比方说当受测者对图片颜色做出反应时，研究人员会给他一个否定的反馈(对他说：你的回答是错误的)，而当受测者对图片的形状做出反应时，研究人员会给他一个肯定的反馈(对他说：你的回答是正确的)。这项测试的原型名为"威斯康星卡片分类任务"(Wisconsin Card Sorting

Task），首次出现在 1948 年。从此以后，以它为基础，人们开发出了大量新的、修订试验项目，用于测试不同形式的大脑灵活性。这类实验最突出的贡献在于，它们发现了额叶受损的病人即使在行为上无法适应新规则，却也能将新规则向研究人员正确解释出来。也就是说，受测者的行为能力显然与他们的知识水平不匹配。原因也许在于，实验中得出认识的脑区域与控制行为的脑区域并不相同。

在这个意义上，年纪较小的儿童与额叶受损病人的情况基本相同：他们对于适应变化后的规则一样感到困难。要求三岁小孩将图片根据其内容分类（花放在一摞，货车放在另一摞）时，他们轻而易举就能办到，不用考虑其实有些图片是红色，有些是蓝色。但当任务的要求改变，不管上边是花还是货车，他们都必须忽略图片内容，转而将注意力集中在图片颜色上，即把红色的图片放到一摞，蓝色的图片放到另一摞。三岁的孩子们显然也能很好地理解规则发生了变化并向研究人员做出解释（"我现在应该只看颜色,红色和红色放在一起,蓝色和蓝色放在一起"),但是需要动手去做时,他们依旧会按照最初的要求(花和花放在一起,货车和货车一起)分类图片。实际上,他们能够理解规则这件事,非常令人惊讶。与额叶受损的病人相同,三岁孩子的认识与实践能力也是不吻合的。四岁到五岁的孩子在同样情况下就做得好得多,这表明,大脑的灵活性即使在童年早期也已经有了显著的发展,这种发展到个体十五岁时都还没完全停止。

一个十五岁的青少年与成年人在灵活性上的差异比一个十三岁的青少年与成人的差异小很多,但与成人相比,他们无疑更易被限制在最初的规则当中。

在莱德纳实验室,我们有机会细致观察对于灵活性很重要的脑区域。在功能磁共振成像技术的帮助下我们发现,成年人依据反馈变更行为方式时,他们位于大脑额叶的两个区域表现得异常活跃。那么这两个区域是如何发育的? 它们之间又是怎样交流的呢?

在实验室里,我们分别对八至十一岁、十四至十五岁以及成年早期三组对象进行了观察,他们被要求根据反馈灵活地调整行为方式。接受到负面反馈时,他们大脑额叶与达成目标有关的两个区域非常活跃:其中一个是后外侧额叶,另一个是位于额叶中央叫做前扣带皮层的部分。前扣带皮层也被称为大脑的报警中心,每当人犯错误时它就被激活。值得注意的是,即使同时参与上述实验任务的其他一些脑区域很早就发育成熟,十四至十五岁个体的后外侧额叶以及前扣带皮层仍然还有发展的空间。虽然对达成目标很重要的脑区域直到青春期晚期还在发育中,我们依然看到一丝希望的曙光:青少年的大脑活跃度在得到否定反馈时虽然与成年人无法相比,但在得到肯定反馈时却甚至比成年人活跃度更高。所以说,青少年的大脑在收到激励和肯定时比遭遇惩罚和批评时的状态更好。

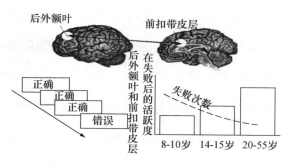

后外额叶　　　　　　前扣带皮层

正确
　正确
　　正确
　　　错误

后外额叶和前扣带皮层

在失败后的活跃度

失败次数

8-10岁　　14-15岁　　20-55岁

上图展示的是针对得到反馈后大脑灵活度的实验过程。实验中，受测者被要求在得到负面反馈时立即变换做法。以上情况中，参与适应性行为的大脑后外侧额叶与前扣带皮层极其活跃（见上图）。它们的活跃度伴随年龄增长不断增强。引自科隆纳（Crone）等（《认知、感情与行为神经学》①，2008）

　　那么苏珊的大脑是什么情况呢？周二的数学课上，苏珊被叫到黑板前展示她完成的家庭作业习题，她此刻非常后悔自己在前一天没有做好准备。但即使作业本上一个字也没写，她还是打算碰碰运气。但在她完成第一道习题之后老师告诉她，她给 A 题的答案是错误的。几年之后，当额叶发育成熟，苏珊应该能够明白，这种情况下她应该用另外的方法解开 B

① CABN（*Cognitive*, *Affective and Behavioral Neuroscience*）.

题。但实际上,因为没有准备好的大脑,她此刻与 B 的正确答案也只能擦肩而过。苏珊沮丧地回到了座位上。接着,她的一位同学也被叫上前去解答 C 题和 D 题。这位同学昨天同样没有在数学课上下工夫,所以她也只能靠运气。她找到了好方法成功做对了 C 题。她的额叶因此收到激励更加努力地工作起来,她只需要一鼓作气就能接着再解开 D 题。她的确做到了,老师和同学们都很满意。在这个例子中,处于青春期的大脑对肯定信号做出了强烈反应,因为成功被鼓励的大脑显然比因为失败受到批评的大脑更有效率。

计算:数字魔法

山姆目前正处于定向阶段(Orientierungsstufe)①,

① 在晋升至中学阶段期间,有一个为期两年的定向阶段,借此学生可以根据老师的建议以及家长的意愿,决定往后就读的学校——译者注。

他感觉很不错。首先,从小学升入高级中学并没有带给他太多困扰,大量的家庭作业他也能应付。因为平时有看美国连续剧的习惯①,他对英语这门课最有兴趣,学得也很好。可数学课简直就是他的噩梦!小学时学算术已经让他感到困难,复杂一些的题目他常常得在老师的帮助下才能完成。可惜现在中学的数学老师没那么和善,他认为山姆应该更加努力,甚至选择课下补习。但是山姆哪来那么多的时间?他的数学课作业总被拖到最后才完成,有时他索性不做了。他巴不得把数学从生活里立刻删除。

算术大概是学习生涯中会遇到的几座大山之一。令人吃惊的是,我们对于参与算术工作的大脑区域知之甚少。这大概是因为算术本身属于一个相当复杂的过程。人们必须首先认识数字,还必须知道每个数字之间的关系,以便接下来将它们置于抽象的想象空间中,通过复杂运算得出结果。目前,研究者们感兴

---

① 在荷兰,美剧的播出时间不与美国本土同步——德语译者原注。

趣的问题主要有以下几个:有没有一个脑区域对于理解数字尤其重要?大脑处理数字的功能是如何发展的?解算术题时,哪些脑区域是必要的?是否存在某些已知的因素能够决定一个人的数学能力是好还是坏?是不是在有些特定的年龄段学数学更容易或者更困难?找到以上问题的答案,对于像山姆一样的青少年们非常重要。

如今,我们在寻找答案的路上迈出了第一步。通过观察成年人,我们发现参与简单加减法运算的主要是大脑顶叶,顶叶是位于大脑后部并对于空间的抽象再现十分重要(比如找路)的脑区域。大脑顶叶或者额叶的受损都会严重影响人的算术能力。然而,这两个脑部位具体在运算过程中扮演什么角色,我们还不太清楚,但大量研究结果表明,顶叶主要负责抽象再现数字,而额叶负责记忆数字。在这个意义上,额叶与顶叶间的联系就尤为重要了,它直到个体的青春期仍然处于变化中。

当八至十七岁的儿童及青少年根据我们的要求

在功能磁共振成像仪中进行简单的数字运算时，他们虽然也使用大脑顶叶，但程度却比成年人小很多。与成年人不同，他们在运算时也需要运用到额叶，这可能因为解算术题的过程非常依赖一个人的控制机能（比如工作记忆）。年纪越小的孩子使用额叶的频率

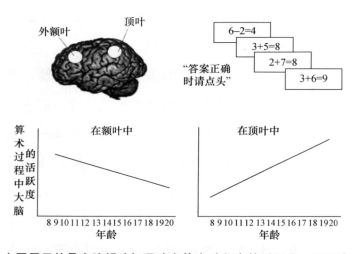

上图展示的是大脑额叶与顶叶在算术过程中的活跃度。这两个脑区域对于计算非常重要（见左上图）。当受测者被要求在磁共振成像仪中做算数时，他们的额叶与顶叶较活跃（见右上图）。额叶的活跃度随着受测者年龄的增长而降低，顶叶的活跃则随年龄增强。引自里维拉等（**Rivera**,《**影响因子杂志**》①,**2005**）。

———————————

① *Cerebral Cortex.*

越高;相反,随着年龄增长,顶叶参与的比重将越来越大。研究者们因此猜测,年纪较小时我们也许还需要额叶的帮助,但伴随着年龄增长,简单的数学运算已经渐渐成为机械化的行为。虽然关于大脑在复杂运算时的状况,我们还有很多疑问,不过对于处于青春期的青少年们只有在额叶发育成熟的情况下才能做好复杂运算这一点,几乎没有争议。科学研究在此领域还存在很多空白。所以山姆可能必须咬紧牙关,但愿他的数学老师能给他足够的支持和引导,这显然是他目前最需要的。

语言:时机很重要

尽管山姆觉得数学很难,但他学习新语言的能力却非常强。进入高中之前他的英语就已经很好了,现在他决定,再多学几门外语。他甚至已经在法语课上拿到了一个 1 分①。那么这是否意味着大脑中应该有

————————

① 1 分为优秀——译者注。

一个算术区或者语言区？而山姆大脑的算术功能恰好比语言功能差？对于一种能力对应一个特定脑区域的想象恐怕过于草率，但研究表明，大脑中除了存在一个具有算术功能的网络外，也确实存在一个为语言工作的网络。

1860 年左右，保罗·布罗卡医生（Paul Broca）在大脑研究中有了一项惊人的发现：他找到了大脑的语言区。他的研究目标是解决如何学习语言的问题。为此他观察了患失语症的病人，也就是一种表现为说话困难的病症。其中一个病人情况十分严重：即使能够明白周遭在发生的一切，除了发出"叹 叹"（Tan Tan）①的声音以外，他什么话也说不出。这位患者去世后，保罗检查了他的大脑，发现他的大脑左半球前部有一大处内伤。在此基础上，人们便认为这正是大脑中对语言起关键作用的区域（也被称作"布罗卡氏区"）。

---

① 德语原文为"Tan Tan"——译者注。

值得注意的还有另一个位于颞上回后部的区域，它对理解语言而不是表达语言非常重要。换句话说：该区域(也用德国解剖学家卡尔·魏尼凯[Carl Wernicke]的名字命名，称作"魏尼凯氏区")受损的病人虽然能够讲出流利的语言，但词与词之间没有任何实质性关联。在这个意义上可以说，语言是大脑不同部位间协作的结果。

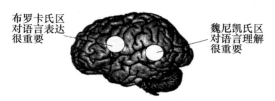

上图为对于语言表达和语言理解很重要的两个脑区域。

那么同样，学习语言更是一个复杂无比的过程，它一部分是机械化的，另一部分则是由意识控制的。对语言的尝试从我们很小的时候就已经开始。大概一岁的婴儿会说出它人生中的第一个词。一岁半到两岁则是小朋友迅速积累词汇量的时期(也被称作语言爆发期)。这段时间里孩子每天学会七至九个

89

词汇。到了三岁，大多数孩子已经能够表达一个大约由五个词语组成的、没有语法错误的句子。大脑的两个半球最初同时参与语言功能的调节，接着重心慢慢移到左半球。毋庸置疑，青春期的青少年已经拥有很好的语言能力，因为学习语言的历程很早就开始了。接下来我要向大家介绍的，是对培养好语言能力非常关键的语言敏感期。

所谓敏感期(也称关键期)是指儿童能够更好吸收特定信息的某个时期。比如年纪较小的儿童学习一门新语言比成年人更加容易，因为他们正处于语言发展的敏感期。敏感期是大脑细胞和结构重组带来的结果，其间，与语言学习有关的脑区域的活跃度显著提高。虽然上述发展过程的具体细节还是未知数，但科学家们猜测，这与颞叶中不断增强的突触发生有很大关系。在敏感期内，大脑首先过量生成脑灰质，接着生成数量逐渐减少，该脑区域的功能性也随即提高。科学家们认为，正是大脑中的上述变化使我们有可能掌握不带口音的外语口语。并且，脑区域在该时期能够被利用的程度也非常大:即使到了七岁,孩子还有机会完美地学习外国口音,从八岁到十岁开始这样的尝试将慢慢变难。

假设一个儿童在他四至六岁的成长阶段里完全不与外界接触,既没有人和他说话也没有得到任何手语式的交流,那么他将永远无法说出完整的句子。虽然大脑从我们出生开始已经做好了学习语言的准备,但真正意义上的语言学习却依赖于出生后周围环境对脑的刺激。一个名叫杰尼的小女孩,上世纪70年代成长于洛杉矶,她悲惨的遭遇证明了这个事实。当人们在1970年10月4号发现杰尼的时候,她十三岁,身高1米37,体重30公斤。杰尼的母亲是个盲人,父亲患有严重的抑郁症。在杰尼只有二十个月大时,一个医生告诉她的父母,他们的女儿比其他小孩发育得更缓慢。杰尼的父亲认为这证明女儿有精神问题,便把她锁了起来。杰尼从此在低劣的环境里孤独地成长,父母几乎不与她交流。杰尼不会跑也不会吞咽任何固体食物。她十三岁那年,母亲决定离开她的父亲，接受一家盲人机构的帮助；她还要带上自己的女儿。机构里的社工起先认为杰尼是一个六到七岁的小孩子。当他们获知这个小女孩其实已经快要十四岁了的时候，立即明白，她此前受到了怎样的虐待和忽视。杰尼无法正常说话，只能表达一些非常简短的句子，例如"停下"或者"不要了"。

　　社工们开始照料杰尼，她身边在很长一段时间里总围绕着语言学家和心理学家。杰尼后来被送到一个寄养家庭并且进入特殊学校学习。她学会了与人交朋友，学会了开口说话甚至唱歌。但杰尼说出的话却与其他小孩不同，她只能讲短句子，语法也有很大问题。她说的话例如："苹果汁买商店"①或者"约翰来开心，约翰不来难过"。② 研究人员根据这个不寻常的例子得出结论：必然存在一个语言学习的敏感期。杰尼可以重新掌握其他能力，比如跑和跳，也比如了解他人的意图。她也能记住新的单词，理解概

①　英语原文为："Apple sauce buy store"——译者注。
②　英语原文为："John come happy, John not come sad"——译者注。

念,听明白别人的话。但是语法必须得在小的时候学习,不然就无法正确使用。杰尼目前生活在加利福尼亚的一家养老院中。

在孩子的成长过程中的确有一段时间,他们的大脑处于语言学习的最佳状态。此前开始尝试学习语言,意义并不大,因为大脑还没有准备好。此后还想再学习语言同样很困难,因为大脑已经过了所谓的敏感期。这个道理也适用于外语学习。

如今,我们的小学中已经设立了类似项目,帮助孩子们更早地开始学习英语。项目本身的效果还需要一段时间观察,但是我们可以想象,较早开始学习英语的孩子应该能拥有完美的语音。但前提是,教授他们的老师本人也必须能说一口不带口音的英语,不然孩子会模仿老师的发音。

结尾:大脑的智能从何而来?

智能是一个相当复杂的概念,它分为不同的部分和阶段。因此人们发明出各式各样的测试来考察智能的发展情况。根据荷兰学者威尔玛·雷辛（Wilma Resing）和皮特尔·德勒斯（Pieter Drenth）的定义，智能是"运用智慧的能力、过程以及程度的综合"。

他们还将智能分为了以下几个组成部分：

1．抽象思维；

2．发现关联；

3．解答问题；

4．根据规律认识无规律的对象；

5．根据已有知识处理新问题；

6．在没有引导的情况下独立学习和工作；

7．灵活地适应周遭环境的要求。

这样的划分意图是揭示智力本身是由一系列不相互关联的成分组成的事实，而它们间的相互作用构造了普遍意义上的"智力"。

另一些学者，例如霍华德·加德纳（Howard Gardner）认为智能不仅可以分为不同组成部分，也可以分为不同的类型。他的依据是对于同一个人来说，不同类型的智能,其强弱也不相同。除了一般的认知智能之外(语言、数理、空间认知),加德纳还提出了交际智能、节奏智能、动觉智能、自省智能以及自然观察智能等几个概念。

还有一部分学者认为,利用基于语言系统的测试题来测试智能是不合理的,因为它们往往与个人的文化水平相关。在这个前提下,约翰·瑞文(John Raven)发明了"瑞文推理测试",测试的特点是不依赖普遍意义上的测试者的文化状况。它的所谓"文化不依赖性"使得接受测试的人不管是孩子还是大人,不管是来自德国、荷兰、美国、摩洛哥还是津巴布韦都处于同一条起跑线上。该测试的难易程度并不受到受测者此前的学习经验或者相关领域的限制。测试中,受测者被要求从六或八个可能性中选择出所给矩形图缺失的部分。瑞文坚信,通过这种方法,不仅能够对比不同文化背景的受测者的智力水平,同时,流亡海外或者失聪的儿童也能得到测试机会。

显然,智能是什么和如何测试的问题,人们目前还无法达成一致——尽管它在教育和选拔人才的系统中已经成为至关重要的标准。我们甚至不知道该怎样测试智能,这怎么可能呢?

幸好对于智能这个概念,科学家们并不是在所有方面都有争议。普遍意义上人们认为,它应当由不同阶段组成,对这些次阶段进行检测后得到的一个相对稳定的结果不会随着时间发生太大的变化。除此之外人们基本同意的是智能在很大程度上与解决问题的能力有关。

韦氏智力测验是一种比较常见的智能测试。它包括十一个分量测试,其中六个为言语测试,另外五个为操作(实践)测试。受测者通过测试获得一个言语智力商数(IQ)和一个操作智力商数,二者结合就能换算出他的智力商数(基准分为 100 分)。针对成年人和儿童有着不同的测试题目,受测者得到的个人分数将会与其所在的年龄组的标准分数进行比对。

美国国家卫生研究院(National institue for Health)正在进行一项历时久、规模大的学术研究,研究的课题是智能与大脑发育之间的关系。几年来,研究者们对两百至三百位年龄介于八到十八岁之间的研究对象进行了观察。每位研究对象每隔两年至少被进行两次大脑扫描。另外,研究者通过对所有参与的儿童及青少年进行韦氏智力测试得到他们的智商数据。根据智商水平他们被分为三组:"天才组"(智商在 121 到 149 之间),"高智商组"(智商在 109 到 120 之间)和"普通智商组"(智商在 83 到 108 之间)。

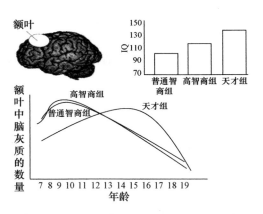

上图展示的是普通智商组、高智商组和天才组中孩子脑额叶的灰质数量。天才组的孩子们脑中灰质数量的最高值与普通智商组孩子相比到来的时间更晚。引自沙乌(Shaw)等人(《自然》①,2006)。

----

① *Nature.*

研究者们分别记录了三组研究对象在不同发育阶段中脑皮层的厚度(脑灰质与脑白质的数量)。虽然此前已有别的科学家断定,个体青春期时,大脑额叶还处于发育过程中(也就是说:年龄越大,脑额叶发育得越好)。我们也可以这样理解,假使年纪较小的孩子脑中的脑灰质呈快速增长的状态(数量增大),那么在青春期其数量应该是一个减少的过程(自我消减)。但是根据对三组对象的观察,美国的研究人员得出了一个惊人的结论:智商越高的孩子,额叶成熟得越晚。天才组的研究对象,其脑灰质生成的高峰点是在十一到十四岁,普通智商组研究对象的高峰点则早一些到来。这个结论最初可能让我们觉得与常识背道而驰,智商较低孩子的大脑难道比天才组孩子的大脑更快达到成年人水平吗?事实并不是像乍一看上去那么奇怪:其实天才组的孩子有更长的时间利用更多数量的脑灰质,由此在某个年龄段形成一个智力发展的敏感期。这就意味着,他们吸收新知识的时段与他们大脑处于发育当中的时段是分隔开来的。一个孩子可能在十一岁就能轻松地学会除法，另一个孩子则可能得等到十三岁。但这并不意味着那个十一岁的小孩必然要聪明一些;两个孩子的智力完全有可能到了十八岁时不分上下,由此我们只能说,十三岁的小孩是个较慢发育者,他的大脑有着另外的发育节奏,他也很可能因此得到一个比十一岁小孩更晚而且时间更长的"增长期"。很可惜的是我们目前还没有条件配合个体的发育阶段进行课程设置。不过如果青少年在数学或者物理科目上有些落后,我们不需要太悲观,因为他们可以得到一段时间的课后辅导,或者所谓落后只是与非常擅长的那几科比较而已。只是对于决定青少年日后学习轨道的希图测试（Cito-Test）来说,问题稍微严重一些。因为测试本身在固定的时间进行,有一部分较晚发育者和一部分大脑比较迟进入"增长期"的孩子可能因此选择了不适合他们的学校。

总　结

　　通过以上论述我们已经知道,与人体控制机能有关的脑区域,其发育过程将一直持续到青春期。在这个发育过程当中存在一个相对更易学习某种能力的敏感期。我们在本章中所讲的,主要是语言学习的敏感期。当然很有可能也存在针对别的能力的敏感期,比如此前提到的工作记忆和灵活性。

　　我们同时还看到,不同脑区域的发育过程不尽相同。所以培养特定能力时尽量配合其对应的敏感期能够事半功倍;相反,在大脑还未准备好时盲目努力会事倍功半。另一方面,认为成年人的大脑不再具备灵活性也是错误的。成年人有学习新知识的能力,只是速度不如青少年快而已。

　　大脑发育研究领域里一个充满争议的问题是自然发育与人为训练之间的关系。我们一般认为,孩子某个大脑区域无法被更好利用,原因在于该脑区域内的脑细胞工作还不够有效或者联系还没有完全建立。另一方面，儿童得到的实践机会可能本身就比成年人少。儿童能够通过一种极限的训练方式在能力方面与成年人媲美么？这个问题不太好回答，因为它本身牵扯了另一个新的复杂的领域，即大脑灵活性的问题。那么是否有可能，像运动员训练身体一样训练我们的大脑，使得我们的工作记忆和灵活性都尽早达到最高水平呢？

如果真的能够找到一段相应的时期，使得训练工作记忆的设想成为可能，我们无疑将受益巨大。因为工作记忆对于学习生涯的重要性已无需再讲。但是我们同时也要清楚，不是每个人都能成为莫扎特。针对这个目标，具体要训练哪些脑区域或者不训练哪些脑区域，我们留给未来的研究者们去解答。事实上，这已经是我们在莱顿大脑与发展实验室（Leiden Brain & Development Laboratory）中正在进行的课题。

本章中，我已经向大家解释了青少年的大脑在青春期的发育状况，以及如何把他们在学校的表现与这些知识结合起来。另一方面,让教师们了解我们的研究成果也同样重要。目前,教育神经学已经无意中缔造了一个所谓的神经神话,这是由对大脑研究结果的错误解读造成的。比如可以使大脑运转更快更有效的"脑力训练项目",根本上来讲缺少科学研究的依据。

　　教师们对于大脑发育进程的兴趣是显而易见的,他们有得到这方面信息的需求,科学家也有让家长和教师对这项研究感兴趣的可能性。所以未来尽可能地通过举办讨论活动和分享信息来建立教师、家长和科学家之间的联系显得尤为重要。而我们现在已经迈出了第一步。

　　本章中我们了解了控制层面的大脑认知功能。我们当然也知道,日常生活中所有的决定和选择虽然并不被我们的情绪、周围的朋友和成长在其中的家庭所决定,但与之密不可分。在个体的青春期,上述因素将产生巨大的影响,并引起大脑在这段时间的变化。基于以上原因,我将在下一章中聚焦大脑与情绪之间的关系。

第三章

情绪与大脑

青春期大脑中的情绪

　　弗兰西现在简直一头雾水。昨天，就在她和女儿苏珊一同去购物的时候，这个小女孩的心情还很好来着。她给女儿买了一件新夹克，为此苏珊非常开心，她们接着又去街边的咖啡店喝了咖啡。一切都跟往常一样，苏珊很享受和母亲外出的时光，她们彼此都很愉快。但是到家以后，情况发生了变化——就像最近一段时间经常发生的那样：弗兰西只不过问了她女儿一句，是否打算整理一下自己的衣柜后，苏珊一瞬间就生气了。她简直怒不可遏，说别人根本不关心她都做了什么，反正她永远有错。接着她冲回房间，摔上门，把音乐开得很大声。晚些时候，弗兰西想去看看女儿，但门从里面锁上了，不过她听见苏珊正在和朋友们通电话。

很多青少年都会经历这样的一个阶段，他们过分敏感又容易激动。这个岁数的人有时愤怒得像全世界都在和他们做对，有时又笑到肚子疼，根本直不起腰来。简单来说：他们的情绪完全失控。这是怎么回事？大脑中发生了什么才使得青少年们会突然如此暴躁？

谈起情绪，每个人应该都知道它所指的是什么。实际上情绪是一个相当复杂的概念。我们可以想象一下，人有多少种情绪而且同时表现出几种不同情绪的频率有多高。情绪往往被解释为一种情感体验（例如开心，幸福或者愤怒）。在青春期，不同类型的情绪间转换得更快,表现得也更为剧烈。以前,对于整理房间的要求,苏珊可能只是发发牢骚,可现在她彻底爆发了,觉得没有人理解她。通过对大脑发育的研究,我们现在能对苏珊的行为进行更合理的解释。科学家们发现,青春期大脑的情绪区在个体情绪化的状态下的确是过度活跃的。与之相对的是另一个发育缓慢的大脑控制系统(参见第二章),过度活跃的情绪对它来讲是不可忽视的负担。也就是说,青少年的情绪系统和他们的理性(控制)系统还不能平衡。

在大脑研究领域,人们将情绪划分为两类:初级情绪和次级情绪。初级情绪是人在自身环境中的直接反应,所指例如危险状况下的恐惧情绪,像被呼啸而过的汽车拽掉一根头发时的心情。其他的初级情绪还有快乐,愤怒或者悲伤。此类情绪在发育的非常初期阶段就会形成。当小孩子做危险事情的时侯(比如旋转煤气灶的开关),父母可能会向他投来非常严厉的目光并且用低沉的声音阻止他。如此一来,孩子由于家长责备的态度,未来再尝试做同样动作时(起先对他来说在情绪上还是中立的),会感到恐惧。

次级情绪相对要复杂一些,因为它不是先天形成,而是后天养成的。它很难通过人的面部表情被察觉,它体现在不同情境的融合当中。由于过往的经验我们会偏爱某些情境,却想尽量避免另一些就是这个道理。次级情绪是随着时间被建构起来的,所以每个人都不相同;苏珊爱去逛年市,因为她和朋友们去年在那儿玩得很愉快。山姆却十分讨厌年市,那是因为他去年在那里目击了自己喜欢的女孩儿同别人接吻的现场。同样的场景另我们回想起某种好或不好的感受,也许是轻松也许是羞耻。虽然我们常常无法明确地分辨出次级情绪,但我们可以根据自身的感受来判断,在一部分情况下我们愿意做和当初一样的选择,而在另一些情况下则不愿意。所谓的感受对于次级情绪很重要:因为当我们回忆起一个特定的场景时,无异于将与之相关的感受重新体会了一遍。

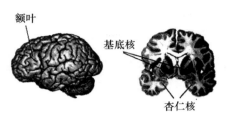

额叶

基底核

杏仁核

上图左边为大脑额叶侧面图,右边为杏仁核及基地核的正面图。

在青春期,与初级和次级情绪有关的体验也发生着改变。初级情绪层面,更多的是针对判断情况和揣摩他人的情绪。尽管青少年已经基本能够对初级情绪进行揣摩,他们这方面的能力在青春期还会继续发展,这也是为什么一部分青少年对特定表情进行归类时感到困难的原因。下一节中我们将看到,上述发展过程依赖着杏仁核的活跃度。杏仁核是大脑的一个核心区域,它主要负责调控个体的情绪体验。此外,次级情绪,或者说复杂的后天情绪同样也面临着巨大变化。它需要脑中更大面积网络的支持,其中包括杏仁核,基底核同额叶。在下一章中我将为大家详细介绍,大脑区域的活跃度是如何与青少年们情绪加工的基础工作发生关系的,青少年们又怎样做出情绪化的决定以及他们如何评估风险。

认识初级情绪

　　识别他人初级情绪的能力,是与人交往的一个最重要的前提之一。我们此处所说的情绪,不包括对方的动作和语言。识别初级情绪最主要的方法是观察对方的面部表情。通过面部表情来判断他人的情绪根本上来讲可以分为三步:首先我们看见一张脸(比如在街上遇到某人),然后我们将这张脸上的表情与某种情绪反应结合起来(比如这个人的表情很可怕),最后我们根据他的反应判断他所处的状况(比如我们猜想,这个人应该是不如所愿地度过了很糟糕的一天,或者我们回忆起来,原来自己曾跟他交恶,他现在是对着自己在生气)。我们必须完整地完成以上三个步骤的每一步,才能对他人的面部表情做出正确的判断。

　　带有情绪的面部表情一般包括以下六种不同的

情感体验:快乐,悲伤,愤怒,害怕,惊讶和厌恶。保罗·艾克曼(Paul Ekman)教授针对初级情绪的再次识别性以及它的影响进行了研究。根据他的研究,无论处于何种文化背景下的人,无一例外地都会表达以上几种情绪。即便是从出生开始就失明或者失聪的儿童,一样会使用这些表情去表达情感(虽然不如能够看见和听见的孩子那么明确)。

针对青少年的情绪判断力所进行的研究,其结论大致可以总结为以下三点:第一,研究者们发现,青少年通过面部表情判断情绪的能力在他们十到十八岁时仍然在发展。一个七岁的孩子能够很顺利地辨别包括开心在内的一些情绪,然而正确分辨另一些例如愤怒或者悲伤的情绪必须等到他大概十岁左右。直到青春期晚期,青少年才完全具备判断例如惊讶或者恐惧这样复杂情绪的能力。这并不是说,他们很难或者根本无法识别复杂情绪,只是与成年人相比,青少年常常会混淆不同情绪。比方说,有时他们将某种表情理解为惊讶,而那个人表现出的其实是悲伤。第二个重要的研究成果是,如果同时附加以肢体语言作为观察的标准,青少年们会比单单通过面部表情来识别情绪的成功率更高。因为这种方法能够帮助他们获得一个对方所处情境的更完整的画面。

最后一点,女性通过表情辨别情绪的能力无论在哪个年龄段(不管是童年,青春期,还是成人期)都比男性要强。在临床研究和功能磁共振扫描的帮助之下我们获知,大脑中的哪些区域为这种发展差距负有责任。

杏仁核的功能

一位来自美国的病人患上了一种很奇怪的病。虽然当他眼前出现一张脸时,他能毫不费力气地判断出它属于男人还是女人,他甚至能够认出这张脸是谁,但是辨别它的表情,对他来讲却几乎不可能。他最大的困难是指认恐惧的情绪,而且惊讶和愤怒他也常常认错。当人们向他展示一个恐惧的表情时,他往往认为那是愉快或者惊讶;也就是说:他无法识别出恐惧的情绪。另一个富有启发性的现象是,这位病人,即使他知道什么是恐惧,也能够描述出恐惧的情绪状态,他同时还能向大家解释人会在什么情况下感觉到恐惧。但当他被要求做出一个恐惧的表情时,他总是失败的。这位病人的问题在于,他无法对负面的或者复杂的情绪进行归类。究其原因,是由于他大脑的一个核心区域受到了损伤,这个区域就是对情绪反应起决定性作用的杏仁核。

杏仁核是一个杏仁状的皮下组织,位于大脑内部的很深处。它属于边缘系统,是这个负责情绪与动力调控的组织群中的一员。就像我们在上一段中提到的病人那样,杏仁核的重要性体现在它在个体辨别情绪,特别是恐惧、愤怒和惊讶的情绪时所起的作用。同时,杏仁核也参与加工负面情绪,这也许是由于负面情绪与我们人类能够生存繁衍下来息息相关。设想一下很早以前的某个决定命运的令人恐惧的场景,当我们的祖先在丛林里遇到了一头熊或者一条蛇,他需要立即选择逃跑或者进攻。能够快速判断出身处危险当中并且不假思索地做出行动在那一瞬间是决定命运的。如今,虽然具体环境不同,我们也会遇到相同的问题,比如当我们准备过马路的时候一辆汽车高速驶来。这也是性命攸关的一刻,我们必须立即作出反应,那么杏仁核就是在此时发挥了作用。

根据约瑟夫·雷杜克斯(Joseoh LeDoux)的一个著名模型,大脑处理情绪信息主要有两种方式。其中一种是信息在被感知到之后立即直接被传递至杏仁核,而另一种则是经由大脑皮层。也就是说,特定的情绪信息需要首先被投射至大脑皮层,经由皮质处理之后再传递给杏仁核。由于第二条路线花的时间更长,所以在紧急情况下准备好第一条路线显得至关重要(例如在之前所讲的汽车飞速开过来的例子中,我们基本没有什么反应时间)。第一条信息路线与所谓的"战或溜反应"(Fight-or-flight-Reaktion)有关:我们要么立即战斗要么马上开溜。当心跳加速,肌肉紧张时,我们处于大干一仗的状态中。信息此时可能经由两条不同路线先后被处理,快速反应在理性思考后被第二种方式再次修正。比如我们看见面前有一条蛇,眼下需要立即做出反应。我们的心跳加速,马上转换到戒备状态,准备逃跑。实际上我们马上发现,那其实只是一根浇花用的橡皮管,此时理性系统向我们发出信号,告诉我们不必太紧张。以上情况中,信息首先进入了快速通道,事后再经过缓慢的理性通道被脑皮层结合其他信息加以修正(比如你此时在花园中,花园里出现一根橡皮管的可能性比出现一条蛇的可能性要大)。

当然,大脑的杏仁核不单单只负责辨认面部表情。实验室中,研究人员告知健康的受测者们,当电脑屏幕上出现一个蓝色的矩形时,他们将遭到电击。虽然实际上他们一次也没有被电击,但是只要蓝色矩形出现,他们杏仁核的活跃度就明显提高。所以我们可以说,让杏仁核做出反应的是所有包含情绪可能性的信息,即便它只停留在口头上。比如有个人冲你喊道:"小心! 那只狗会咬人!"即使那只狗什么也不做,你的杏仁核此刻也会活跃起来。

杏仁核,脸和青春期

我们试图通过一些研究实验解释杏仁核怎样随着个体发育的不同阶段对面部情绪做出反应。为此,我们借助了功能磁共振成像技术,同时向参加实验的青少年们展示一些图片,图片上分别印有若干中性、积极和负面的情绪。青少年们除了看着这些图片之外什么也不用做。实验结果表明,当青少年看到愤怒和恐惧的表情时,他们杏仁核的活跃度与成年人没有差别。也就是说:他们在看到愤怒的表情时,杏仁核处于活跃中。另外两项发现也让研究者们感到惊讶。首先,青春期早期的受测者(年龄在十到十四岁之间)在看到没有感情色彩的中性表情时,杏仁核的活跃度会提高。这是研究人员此前没有想到的,为了找到其中的原因,他们作了很多思考。一个可能的解释是,中性表情背后往往隐藏着强烈的意义双关性。愉快或者愤怒的表情瞬间能让人理解,但一个中性表情背后却包含了无数的可能性。比如当家长们生气时,他们往往努力地做出面无表情的样子。所以,研究者们得到结论,青春期早期的青少年们,看到一个无法捉摸的表情时,杏仁核活跃度会提高。其原因可能在于他们习惯认为不确定的表情代表的是某种负面情绪。

另一项重要的发现针对的是女孩和男孩在杏仁核活跃度上的区别。青春期早期的女孩子们看到负面表情时,杏仁核的活跃度比在青春期晚期要强。她们的杏仁核在性成熟期表现得异常活跃,其敏感度随后慢慢减弱。而男孩子的杏仁核在他们的整个青春期都体现出这种性成熟期的活跃。我们大概可以这样说,由于女孩发育的速度比男孩快,她们的情绪系统同样比男孩成熟得早。

虽然一部分人对这个结论提出了质疑,但它实际上并不那么牵强。杏仁核遇到负面情绪时的反应在成年男子和女子身上也体现了同样的差异:男子杏仁核的活跃度要更高。有趣的一点是,青春期的女孩儿们遭遇负面情绪时,她们额叶的活跃度是随着发育进程逐渐提高的。这表示,女孩们因为能更好地在一个合理的上下文中理解负面情绪,她们控制自身情绪反应的能力也更强,这个前提下,同样是被同学抢走了书包,苏珊可能不会像山姆那样愤怒。当然,目睹着自己的书包被同学们玩来玩去,里边的书本掉了满地,同学们因此乐得不可开交时,他们俩的杏仁核一定会活跃——甚至是激烈地活跃起来。但是苏珊此时会想,这不过是每位同学都会轮流遭遇到的一个无聊的玩笑。她可能认为,怒气冲冲的反抗不仅没有意义,还会成为下一次被取笑的笑柄。额叶在这个情况中所起的作用,就像是往激烈的情绪上泼了一盆冷水,杏仁核因此被限制了。额叶没有那么管用的山姆就不同了,他已经动起手来,脑中一刻也没有闪现过可能造成的后果。与苏珊不同,他的杏仁核战胜了他的额叶。

复杂情绪:复杂的大脑系统

　　昨天,苏珊收到了一个派对邀请,她对此非常期待。所有的朋友都会去,这可是一件大事。她甚至为此精心准备了一套礼服。派对上,她还有机会见到自从从林堡搬走以后就非常惦记的一位老朋友。可是,今天早晨苏珊突然接到一个电话:她的堂兄不幸从楼梯上摔了下来,扭伤了手腕,刚刚出院回家。因为行动不便,他请求苏珊晚上来为他做饭。他是苏珊最喜欢的堂兄,每次她遇到问题时,他都在身边支持着她。苏珊很想帮忙,但是这就意味着她不能去参加派对了。

　　在这种情况下,苏珊该怎么抉择?她的脑中现在正充斥着各式各样的情绪。一方面她很想去参加派对,她为此琢磨着要不要告诉堂兄自己有个很重要的约会。另一方面,当她想到自己不能陪在堂兄身边,就充满了负罪感。前不久,她扶着轮胎瘪了的自行车站在路边,是堂兄开车来接的她,他不也为此错过了参加一场球赛么?

日常生活中,我们常常遇到这样由复杂情绪参与决定的状况。如果能快速做出选择,事情会简单得多。前提是我们无需考虑将为此付出的代价。我们也不会为了方便斟酌,每次选择时都列出一个写好利弊的单子。一方面这会浪费太多时间,另一方面,挨个儿权衡利弊是件很困难的事情。那么,我们该怎样做决定呢?根据著名神经心理学家安东尼奥·达马西奥(Antonio Damasio)的理论,我们应该跟着自己的感觉走,比如跟着愉快的感觉。在达马西奥看来,作为人类,我们在困难决定面前,会产生一种或对或错的感觉。比方说当苏珊想到派对时,她体会到的是兴奋感,而当她想到要弃堂兄于不顾时,她感觉很糟糕。以上两种感觉中的任意一种,都有可能占上风。跟着感觉走,会带来长期有效与短期有效两种选择后果(短期有效:好玩儿的派对,长期有效:维持好和堂兄的关系,代价是错过派对)。在个体的青春期,这种选择机制将发生巨大的变化,简而言之:与长期有效决定相关的感觉,其发展的速度较缓慢。

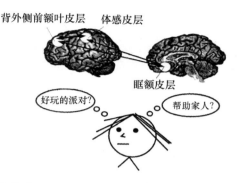

上图展示的是背外侧前额叶皮层,眶额皮层以及体感皮层。当个体面临长效和短效抉择时,这三者共同发挥作用。

　　研究表明,与决定的长期或短期后果有关的感觉系统和大脑系统的发育密不可分。这类感觉听起来也许有些复杂,但是借助安东尼奥·达马西奥和他的研究团队已有的神经学方面的结论,事情就变得简单多了。为此我将首先向大家介绍的是他们针对眶额皮层受损的病人进行的研究,眶额皮层是大脑中一个非常特别的区域,它显然是情绪与行为之间的具有重要意义的中介。

患决定困难症的病人

　　眶额皮层位于眼睛的后方,额叶皮层的下部。由于处于与一系列对情绪决定很关键的脑部位的联系当中,眶额皮层拥有着非常特别的功能。首先与眶额皮层发生联系的是深处大脑内部(皮层下面)的边缘系统,边缘系统直接参与大脑的奖惩机制同时也是调节人类和动物情绪的脑区域。我们在后面章节中涉及到个体的风险性行为时,会常常提到它。除了边缘系统之外,眶额皮层还与体感皮层相连。体感皮层主要体现着身体,比如我们的双腿、肚子或者胸的感觉。另外,眶额皮层和参与计划以及决定的外侧额叶(本书第二章中有详细介绍)也有关系。作为情绪、体感、计划机能的交汇点,眶额皮层在我们权衡情绪决定时,有着无与伦比的地位。研究眶额皮层受损的病人,更加证实了它在抉择机能领域的重要性。让我们回到 1848 年 9 月 13 号,看看一个著名的病例,也就是弗尼亚斯·盖奇（Phineas Gage）的故事。

　　弗尼亚斯·盖奇是美国佛蒙特州一名的工头，他当时正在参与一条铁路线的扩建。盖奇领导着一个工人小组，这个职位要求他充满责任心，事实上他做得很好。他是一个值得人信赖的男人，冷静，友好，与工人们相处得非常愉快。但是，就在铺设一节新的铁路线时，不幸的事故发生了：一节巨大的铁棒被爆炸气流炸飞起来狠狠砸进了他的头部。铁棒从他的左颧骨处进入头骨内，再从他的头顶部飞出。周围的人都被吓傻了，他们想，盖奇这次死定了。但令人惊讶的是，丧失知觉一小段时间后，盖奇居然醒过来了。虽然大脑左半球的一大部分被毁，他不仅知道自己在哪里，说得出自己的名字，举动也很正常。人们立即带他到医生那里处理伤处。十周以后，盖奇回到老家养伤。过了大概几个月，他感到基本已经康复，于是又回到佛蒙特继续工作。难道大脑的前部就这样可有可无吗？事实证明，不是的。

　　虽然盖奇在身体上完全能胜任以前的工作，但他

123

的老板不打算继续雇佣他。这个受伤之前随和的深思熟虑的男人，现在变得易怒，冲动，充满攻击性和不可信任了。盖奇身上像是发生了什么奇怪的事：他的脑伤让他性情大变。据我们所知，此后盖奇再也没有能获得领导职位，他甚至无法拥有固定的工作。他辗转于几个马戏团讨口饭吃，1859 年，健康状况急转直下后，他再次回到母亲身边。1860 年，弗尼亚斯·盖奇去世，他的大脑并没有立即被研究。直到 1867 年，哈罗医生，也就是那位在盖奇受伤后医治他的医生，检查了盖奇的头骨并记录下他受伤的大脑部位及受伤程度。此后，他将头骨和那根铁棒一起捐赠出来，如今人们还能在哈佛大学医院的博物馆中见到它们。

盖奇的脑伤是非常严重的。就像哈罗医生和他的另一位同事在 1848 年和 1867 年分别记录下的那样，他额叶的一大部分以及周围区域都受到了损害。1995 年，安东尼奥和汉娜·达马西奥一起，利用先进的科技手段再次研究了这个病例，他们发现盖奇受伤的部位主要是他的眶额皮层。也正是这个在情绪区和认知区之间的脑创伤导致了盖奇性格的转变。

直到几年前人们才为盖奇身上的这种变化找到合理的解释。虽然作为神经心理学家,安东尼奥·达马西奥接触过无数眶额皮层受损的病人,但他们的病症他却一度无法写入论文中。这些病人既能成功地通过记忆测试,他们的运动机能与语言处理的能力也没有什么问题。他们的智力同样不受脑伤的影响,解答抽象问题是小菜一碟。但是,像盖奇一样,他们在日常生活中却有着很大的问题。受伤之后,他们像变了一个人,总是冲动行事并且脾气暴躁。他们很难拥有固定工作,也很难维持一段婚姻。他们的行为总被说成是"幼稚的",做决定的时候,他们往往只考虑到短期的后果,而忽略长期后果。

达马西奥推测,这类病人的行为是以满足自身短期利益为标准的,他们不具备未雨绸缪的能力。不过这并不代表着病人们无法很好地理解身处的状况,他们只是感觉①不到正确的选择是什么。达马西奥因此发展出了被称作"躯体标记假说"（Hypothese der somatischen Marker）的理论。根据这个理论，我们每天都要面对很多复杂的决策，然而并不是每次都能完整地权衡所有的利弊。我们的躯体系统因此必须在短时间内有效地促使一个正确决定形成。这种决定往往是以某种我们称之为对决定本身或对或错的感觉为基础的。达马西奥认为，早期的经历会为我们的躯体烙上一种愉快或者不愉快的感觉"标记"。假设我们在几个月前碰到了一位同事或者同学，并因此感到不舒适，这种不愉快的体验便留在了我们的身体中。也许因为聊起一个尴尬的话题，我们当时心跳加速，流汗不止。于是，当我们此后在某个场景中重新想起这个人时，心跳和汗腺分泌都会发生变化。这种现实经历与它所带来的感受之间的联系很快就在我们的大脑中形成了。面临一个需要考虑到不同因素

---

① 原文为斜体——译者。

的决定时,我们便遵循其中一个占了上风的感受。那么坚信跟着感觉走做出的决定是正确的,就显得很重要了。

实验室里的赌博

实验室中,我们尝试通过一个扑克牌游戏来研究人们常常面临的这种复杂决策的状况。实验的参与者需要利用一副牌挣到尽量多的钱。总共有 A、B、C、D 四副牌可供他们选择。如果参与者从 A 或 B 副牌中抽出一张,他将得到一百美元;如果参与者从 C 或 D 副牌中抽出一张,他只能得到五十美元。在 A、B 中选择,起初看起来较为有利,因为这样能得到更多的钱。但是事实上,参与者有时选择后不仅无法得到奖励,甚至必须付出金钱。这种状况不是每次都发生,其中损失的上限也随机不断被调整。因此,选择哪一副牌最好,便成为一个非常复杂的决定。如果参与者执意永远只从 A、B 两副牌中挑选,他们最后可能血本无归,因为这种情况下损失的程度比盈利的程度大。如果受测者永远挑选 C、D 两幅牌,他们最后能够盈利,因为损失的程度比盈利的程度要小。在这个实验中,参与者必须清楚知道,短期有利的选择(A 和 B)在长期来看是不利的。

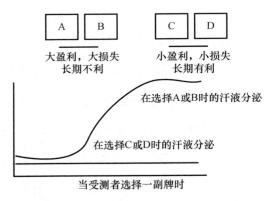

大盈利,大损失
长期不利

小盈利,小损失
长期有利

在选择A或B时的汗液分泌

在选择C或D时的汗液分泌

当受测者选择一副牌时

上图展示的是扑克牌赌博实验中,健康的受测者在选择有风险的扑克牌时,汗腺会分泌出汗液。引自贝莎拉(Bechara)等(《科学杂志》①,1997)。

健康的受测者参与实验时,他们会在游戏过程中慢慢学着调整自己的策略,由选择 A 和 B 改为选择 C

———————

① *Science.*

和 D。有趣的地方在于,即使还没有完全了解游戏的规律之前,健康的受测者们往往已经能够做出正确的、长期有利的选择,就好像他们的感觉告诉了他们什么决定是正确的一样。这一现象表现在受测者们身体反应的变化上。选择充满风险的 A 或 B 副牌时,他们的汗腺分泌出大量汗液,而选择 C 或 D 时,他们不会出汗。也就是说,身体通过出汗反应警告他们,那副牌非常危险。然而眶额皮层受损的病人,在游戏中总是执着地选择 A 和 B,他们好像无法学会通过调整选择带来长期的利益。选择风险牌时,他们的汗腺不会分泌汗液。但是我们不能说,他们是没有感情的,涉及到巨大损失的情况下,他们也会出汗。不过这并不是研究人员在上述实验中要探讨的,此处他们针对的,只是个体在面对有风险和有危险的决定时,情绪上产生的特别反应。根据躯体标记假说,眶额皮层受损的病人在日常生活中倾向于做出不谨慎的决定,其原因就在于他们无法像正常人一样感知到自己身体发出的警告讯号。

发展中的躯体标记

感觉和情绪在青春期扮演着非常重要的角色。然而,青少年们能否最大程度地利用它们为自己的决策服务还是个问号。因为只做短期有效的选择,对于处于青春期的青少年们来说是非常普遍的。研究者们尝试着寻找以上现象与躯体标记之间存在的关联。他们发现,正是不能识别躯体标记导致了青春期的这种决策特性。识别躯体标记要经历一个复杂的过程,不稳定的标记要到十八岁才能准确地被识别。研究表明,躯体标记首先产生趋于稳定的预兆大概发生在十六至十八岁之间,但其稳定性还未达到成年人水平。显然,与躯体标记有关的大脑区域要经历一段漫长的发育时间。

我们在自己的实验室中进行了这样的一个实验,我们选择了六到二十五岁的若干个受测者,要求他们完成一个以此前的扑克牌游戏为基础的电脑任务。

我们将任务的原理稍作调整,以便年纪较小的孩子也能理解。所有的受测者需要在实验过程中为一只饥饿的小驴收集苹果。收集到的苹果越多,最后得到的分数就越高。他们可以通过选择屏幕上的四个门来获得苹果。当他们下定决心,打开其中的一扇门时,他们立即会知道自己因此得到或者失去了多少苹果。这个实验中,打开 A 和 B 门同样可以获得更多的苹果,但损失也相对较大,因此 AB 两个选项显然是长期不利的。选择 C 或 D 门虽然收获较少,但损失也较小,因此选择它们是能获得最大收益的。

实验结果表明,六到十岁的儿童往往不停地在四扇门中选择 A 与 B;也就是说,他们倾向于选择短期利益而不去考虑长远的后果。这个意义上,他们与眶额皮层受损的病人如出一辙。到了青春期,如果青少年能够学会在决策时考虑长期后果,他们儿时的这一种决策模式会改变。但是实际上,介于十六到十八岁之间的青少年受测者,进行长期决策的频率也还无法达到二十至二十五岁的成年受测者的水平。这说明,顾忌到自身行为的长期后果,对青少年来讲还不是那么容易。他们习惯性偏向有较快收益的而不是较为稳妥的那个选择。

为了弄明白这种决策特点的变化与身体信号之间的关系,我们也记录了受测者的汗液分泌量和他们的心跳速度。结论如何呢?按照年龄,我们在十六岁的受测者身上首先找到针对风险决策的警告信号,虽然信号强度还无法与二十到二十五岁组的信号强度相比。同样,涉及到巨大损失时,即使年龄最小的受测者也有汗液分泌和心跳加速的现象。他们虽然感到不舒适(与眶额皮层受损的病人相同),但不会因此预料到即将到来的不利后果。对于青少年们来说,身体讯号大多数情况下是微乎其微的,这也是为什么他们常常有不顾后果的行为的原因。因此我们也许可以期待青少年理性地在风险和安全之间进行抉择,但他们根本上缺少相关的感觉。就像苏珊最后还是决定不帮助堂兄而是去参加派对一样,她很有可能完全清楚这样做的坏处,但抛弃堂兄的不愉快感没有能够战胜即将到来的派对带来的兴奋心情。

风险及危险决策：过分活跃的情绪系统

提到青春期,人们首先想到的最明显的特征恐怕就是充满风险的行为。青少年们在这个阶段往往倾向于做一些成年人不会做的事——比如在陡坡上玩滑板或者改装电动车。问卷调查显示,青春期的孩子们的确比儿童更加有冒险的需求,他们好像无法正确估计一件事的危险程度。那么是什么造成了他们这种与成年人截然不同的对风险的感受?

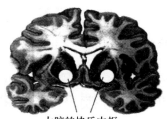

大脑的快乐中枢

上图为大脑的快乐中枢,伏隔核的正面图。

首先,我们应当注意到的是,青少年并不总是无法像成年人那样去评估风险。他们实际上可以做得很好,比如当人们将一个装有四个红色球和两个蓝色球的杯子放到他们面前,并且请他们猜测选择哪个球能够获得更大的收益。他们被告知,选择一颗蓝色的球可以得到五分,而选择一颗红色的球可以得到六分后,大部分情况下都会选择蓝色球。这一点上他们和成年人没有什么区别,成年人同样也会选择蓝色球。那么也就是说,青少年同样能理性地判断情况。但是,当他们真的获得收益或者损失时,他们的情绪感知与成年人却是不同的。为了更好地理解这一点,我们要转而介绍一个之前粗略提到过的大脑区域:也就是皮层下组织(位于脑内的)基底核以及它其中包含的快乐中枢:伏隔核。

基底核在收益与损失时发挥的作用

　　基底核是大脑深部一系列神经核团组成的功能

整体。它得到的关注首先来自于它控制自主运动的能力。当然,基底核的重要性并不仅仅体现在这一点上。它还与额叶,特别是处理情绪的众多大脑区域有重要的关联。基底核中的一个非常特殊的部分即为伏隔核(字面意思为:依伏①的神经核),它通过大量神经血管同额叶处的情绪区相连。因为在大脑的奖励活动中起着重要作用:伏隔核常常被称为大脑的快乐中枢。我们可以通过以下实验了解一下它的这个特性:假如我们在白鼠的伏隔核区植入电极,并让白鼠自己控制刺激该电极的开关,白鼠会越来越频繁地选择电击甚至停止进食。实际上,这块脑区域会分泌一种特殊的,带来欢快感的物质(多巴胺)。另一方面,伏隔核被称为大脑的快乐中枢是因为它对个体的成瘾行为所起的决定性作用。它对例如可卡因等致人上瘾的物质有强烈依赖,伏隔核的功能性是好是坏也与它本身的上瘾依赖性是强是弱有很大关系。

---

① 德语原文为"anliegender kern"——译者注。

不同研究均表明，健康成年人的伏隔核对于奖励非常敏感。甚至不用等到真正得到奖励，在期待奖励和获知有奖励的可能性时，这个脑区域就已经开始活跃了。美国的实验室中，研究人员要求参与者，当他们看见电脑屏幕上出现一个小海盗时，要立即按下按钮。如果他们成功，几秒之后他们会被给予奖励。屏幕上的海盗形象分为几种，在实验过程中参与者们不难发现——得到的奖励根据海盗类型的不同也有高低之分。手拿长剑的海盗对应的奖励最少，手拿匕首的海盗对应的奖励最多，第三种海盗对应的奖励为中等。对参与者大脑活跃度的观测告诉我们，即使只是看到能够获取最高奖励的海盗形象，伏隔核的活跃度也明显提升。这个研究结论证明了，伏隔核即使在期待奖励时也会有反应。伏隔核的以上特质决定了个体估量风险时它所扮演的重要角色，只是此时对可能发生的危险的预想取代了对奖励的期待。

但凡是与得益、奖励或者风险有关的状况，伏隔核都与额叶共同发挥作用。像我们之前提到的那样，无需有实质的奖励，伏隔核即使在充满奖励诱惑的氛围中也很活跃。而将这种具体奖励行为转化为抽象的奖励诱惑的控制系统就位于大脑的额叶。根据神经心理学家达马西奥的理论，对奖励诱惑产生反应的主要是眶额皮层，这也决定了外侧额叶在估量风险时的重要性。首先，外侧额叶皮层提供了考虑长远目标的可能性。当我们面临一个短期的、立即兑现的奖励和一个长期的、更大的奖励时，在第一种状况下活跃的是与情绪有关的脑区域，在第二种状况下活跃的则是外侧额叶。其原因很可能在于，当我们面对一个风险决策时，外侧额叶负责理性的部分；也就是说，它帮助我们逐一权衡利弊，并促使我们为长远打算。

　　青春期是一段充满变化的时期，大脑的情绪区和理性区之间的共同作用也很不稳定。这种不稳定性会造成理性区与情绪区之间的对立，而在这种对立中，情绪区不时会占上风。与理性的额叶不同，情绪化的伏隔核以及杏仁核对荷尔蒙的变化非常敏感。比如,女性荷尔蒙,也就是雌性激素的分泌量会使杏仁核的敏感度提升,这自然也会导致个体情绪上的波动。同一张男人面孔散发的吸引力,随着女性处于月经周期的不同阶段,也忽增忽减。显然,大脑情绪区的功能受性发育的影响非常大。

还未进入性成熟期的儿童,额叶的发育水平不如青少年,但他们大脑的情绪区(杏仁核同伏隔核)却相对比较稳定。因此年纪小的儿童反倒不偏爱充满风险的情况,他们习惯使自己的行为与父母保持一致。但一旦进入性成熟期,情绪系统必然会掀起大浪。一方面,具有调正机能的额叶还远远不够成熟;另一方面,大脑的情绪区被不断增加的荷尔蒙分泌量强烈刺激着,表现得过分敏感。在这个意义上,情绪系统过分活跃,然而调正系统又还没达到可以控制这种敏感性的水平。只有等到成年期,两个系统才真正有可能协调地牵制彼此。

青春期过分活跃的情绪系统

　　研究者们在实验室中深入探索了大脑的情绪系统和控制系统之间的关系。第一阶段,研究人员将受测者按照年龄分成三组——七岁到十岁一组(性成熟前期),十三岁到十七岁一组(性成熟期和青春期)以及二十三到二十九岁的一组(成年)——接着要求他们进行三个海盗的奖励游戏。当看见能够获得最高奖励的海盗时,三组受测者伏隔核的活跃度均有提升。而青少年与儿童或成年人相比,伏隔核的活跃度更高。显然,伏隔核在这个年龄段的过分活跃是毫无疑问的。除此之外,三组人员的眶额皮层,也就是情绪区与大脑联络的重要脑区域,也有活跃的迹象。此时,儿童与青少年组的活跃度明显比成人组的更高。那么也就是说,对于青少年来讲,不管是控制奖励带来的愉悦感的脑区域,还是调节对待奖励的态度的脑区域都展现出异于其他年龄段的活跃。

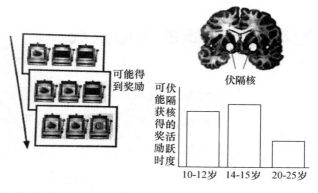

可能得到奖励

伏隔核

可能获得的奖励

伏隔核活跃时度

10-12岁　14-15岁　20-25岁

上图展示的是根据赌博游戏设计的一个实验任务,受测者需要在实验过程中预测可能获得的奖励(见左图)。对奖励的预期行为会导致伏隔核的活跃(见右上图)。青春期青少年的伏隔核明显活跃度高(见右下图)。引自凡·莱延霍斯特(van Leijien-horst,《大脑与发展实验室》①,2008)。

　　在自己的实验室中,我们打算借助实验考察在期待奖励和实质获得奖励的两种情况下,上述这种与年龄有关的情绪波动会有什么不同。三组受测者分别处于十一到十二岁(性成熟的初期),十四到十五岁(性成熟的中期)以及十八到二十四岁(性成熟晚期和成年早期),他们被置于一个模拟的赌场情境中。

———————

① *Brain & Development Laboratorium.*

每名受测者面前有三台游戏机器,每台每次显示一张水果图片。如果三台机器显示的图片相同,受测者将获到奖励,如果不同,他们将什么也得不到。在这种游戏规则下,最后可能出现的结果有三种:如果第一台机器显示了苹果的图片,第二台是菠萝,最后一台是葡萄的话,受测者在第二张图片出现时其实已经能够预见到失败(鉴于苹果和菠萝是不同的水果)。但是当第二台机器接着第一台也出现了苹果的图片时,一切就变得很刺激了,因为受测者此时有获胜的机会。有的时候,最后一张图片也是苹果,他们便梦想成真。有时却事与愿违,两个苹果之后出现的是另一种水果,比如一颗葡萄或者一颗樱桃。监测他们的大脑在该过程中的活跃度后,我们发现,不同年龄组受测者的情况大相径庭。这种巨大的反差在于他们大脑伏隔核的强烈活跃,它不仅表现在受测者们获得实质奖励时,也表在他们期待可能到来的奖励时。性成熟早期及中期的青少年受测者(十一到十二岁,十四到十五岁),他们的预期奖励反应比年纪最大的一组

141

更强。这个结果清楚地告诉我们，在青春期，即使是对可能到来的奖励产生期待的情况下（比如第二个苹果已经出现后），大脑的快乐中枢也会和实际得到奖励时（比如此前的海盗游戏）一样，显示出异常的活跃。

　　青少年们特别容易在有可能获得奖励时过分敏感。这种大脑的过度活跃也许能够解释青少年为什么总是不断地寻求刺激。因为一件让人感到刺激的事可能同时带来充满诱惑力的结果。踩着滑板越过高墙很刺激，但要越过高楼的话就无趣很多，因为第二种情况下，得到好结果的可能性太低了。另外，我们还可以想象一下一群骑着电动车从学校回家的青少年，他们其中一个人突发奇想：如果大家开上人行道，在电线杆之间进行障碍赛那该多有趣。一方面我们完全能够想象这种做法的风险，他们可能摔倒或者撞上行人。但另一方面我们也理解他们希望一群人一起享受速度，享受欢乐的心情。根据之前的研究结论，我们已经知道，对于处于青春期的青少年们来说，仅仅是一次带来"被奖励感"的机会,也能刺激到他们大脑的快乐中枢。

或者这样讲,就在必须决定的那一瞬间("我要像在考电动车驾照时学到的那样,握紧刹车,小心前进,还是要加入大家?"),对兴奋感的向往其实早已战胜了大脑理智系统发出的危险警告。大脑中理性与感性的对抗也再次揭示了青少年做决定时一会儿理智一会又极其不理智的原因。这种现象往往令家长和老师惊讶不已。如果他们询问一个青少年:"你这么做,到底是怎么想的?你为什么要这么做?你到底认真考虑过没有?"他们很有可能只得到以下答案:"啊……不是,其实我也不知道,我就这么干了……"

也许我们应该进一步仔细观察这些决定的瞬间。之前的实验中,研究者们利用实验任务寻找到了期待奖励时活跃的大脑区域。那么,决定是怎样产生的?青少年又如何在危险与安全中选择?为了解答这些问题,我们设计了幸运轮盘实验,打算最大程度地再现发生在赌场中的风险情境,实验中,转动幸运轮盘会出现两种结果:机率较小的大奖(一笔钱)或者机率较大的小奖。每一轮游戏受测者都可以自行选择要大奖还是小奖。青少年受测者与成年受测者相比更倾向于选择较小机率的大奖。显然,他们对奖励程度的重视远远大于成年人,同时,他们反倒不在乎损失的程度。这个实验中,青少年优先考虑的同样是风险行为的优势,而风险行为的劣势(损失一笔钱)在他们看来根本不重要。

与此前相同,青少年受测者的伏隔核(对奖励做出反应的大脑区域)在实验过程中显示出活跃。成年受测者的杏仁核(风险决策时控制情绪的大脑区域)以及前额叶(促使我们考虑长期后果的大脑区域)的活跃度比伏隔核更高。这说明,期待奖励机会和达成包含风险因素的决策时,青少年的行为都强烈地被大脑的快乐中枢左右着。在此前所讲的每个实验中都不断有获得金钱奖励的机会。以金钱为奖励,伏隔核会比以例如巧克力、好看的人脸图片、友情或者合作机会为奖励时表现得更活跃。因此,用什么作奖励的物品显然也影响着青少年们的决策行为。

好主意,坏主意?

为什么处于性成熟期的青少年有时那么不可理喻?玩滑板的时候不戴头盔和护肘,因为他们觉得戴上就"不酷"了。他们不到最后一分钟绝不会关心课堂作业。他们四人并排在汽车呼啸而过的马路上骑自行车。这些孩子脑子里都在想什么呢?恐怕很多家长和老师都有这样类似的疑问,为此,科学家们也在寻找答案。我们知道,由于无法很好地抑制冲动,年轻人不时情绪化而且喜欢尝试危险的事物。如果我们要求他们在有风险的状况下三思而后行,他们其实很清楚,什么样的主意是好的什么样的主意是坏的。所以我们大概可以断定,他们其实知道自己在做什么。研究表明,面对风险决策,青少年的想法和成年人是不同的:这是研究者们得出的一个重要结论,处于危险状况中的青少年，他们不是没有深思熟虑过。恰恰相反，他们有时甚至做了过多的考虑。只是，这种思考并不总是能形成一个明智的决定。

在一个针对决策行为的实验中，研究者们向参与实验的青少年提供了一些假定的场景，他们被要求判断"这是一个好主意还是一个坏主意？"可能是好主意的场景被不带任何感情色彩地描述为"要去散会儿步吗？"而可能是坏主意的场景为例如"要和鲨鱼一起游泳吗？""要咬碎玻璃杯吗？"或者"从屋顶上跳下来好吗？"成年人马上能够非常明确地判断出什么

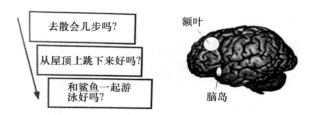

上图所展示的实验中，受测者需要对安全和危险的状况进行判断。大脑的额叶和脑岛在实验过程中发挥重要作用（见右图）。引自巴尔德（Baird）等（《青春期专家研讨会》①，莱顿，2007）。

---

① *Adolescent Expert Meeting.*

是坏的主意。青少年们则完全不同,他们开始认真地思考:和鲨鱼一起游泳,这有点儿危险吧,但是,也有可能很有趣啊……

转而看一看实验过程中受测者们的大脑情况,我们发现了以下几点:成年人的一个脑区域,不管是在想象坏主意的场景还是亲身经历它时,都会有强烈的反应。这个脑区域叫做脑岛,它是大脑中很特殊的一个部位,个体一旦有不舒适的感受,它就会立即活跃起来。另外,当我们闻到厌恶的气味或者在某些特定情况下产生恶心感时,脑岛也会被激活。脑岛的活跃会立即带来身体反应,比如一个由背部窜上来的寒战,又比如腹部突然涌起的难受感。在负面场景中,成年人显然不需要细想,他们几乎同时产生的生理上的抗拒反应已经表明了拒绝的态度。然而,青少年的这个大脑区域却不活跃,所以他们几乎无法感受到身体的抗拒。取而代之的是他们额叶的活跃,这是一个负责在二者之间进行权衡的脑区域。如果受测者被要求快速地判断一个状况危险与否,额叶能帮上的忙显然很少。如果将上述结论与青少年大脑情绪区在想象刺激场景时增强的活跃度结合起来，我们可以得到一个更完整的画面。与处于危险情况中的成年人不同，青少年并不依赖提示危险的身体反应，他们更加专注于有机会获得正面收益这件事。假如我们要求他们三思而后行，他们在做出好坏判断前，实际上的确花费了大量时间权衡各方面的利弊。成年人面对同样的情况时，更多是相信直觉，这种直觉来自于此前的生活经验（通过躯体标记表现出来）。相反，青少年必须思考很长时间，他们无法真正信任自己的直觉。

同时，在实验中我们也发现了这样的现象：问题被描述得简单而不是繁琐时，青少年更易做出"好的"决定。我们观察到，为青少年详细地列举出某样选择可能存在的风险并没有太大意义。更有效的方式是直接了当地告诉他们为什么这种选择不可取。当山姆打算和邻居家年长一些的男孩一起骑电动车去找他的一位朋友时，明确地告诉他，未满十六岁之前不允许他这样做,这比抱着让他理解这一行为危险性的希望,详细地一一解释危险存在的可能效果要更好。

　　把上面观察到的所有现象结合起来,我们可以得出以下结论:在一个情绪中性的状况下,青少年具备正确估计风险和理智分析利弊的能力(比如与家长一起坐在饭桌前进行一场愉快的有关去西班牙夏令营的对话)。不过一旦出现(对话的词句背后隐藏着的)获得奖励的可能,情感系统中心立即就被激活了(比如到西班牙后可以去迪吧玩儿)。这就是为什么青少年常常追求新鲜感、追求挑战性的原因。这种诉求或许是迈向社会性成熟的道路上不可或缺的一步。只要询问青少年对危险状况的看法,我们立即会发现,成年人身体突然发出的警告讯号,他们是感受不到的。所谓的警告系统需要等到个体青春期的晚期才能正常发挥作用。鉴别对错的能力在青少年的社会关系中也会接着发挥作用。这将是我们下一章讲到的内容。

结尾:早期大脑损伤 vs 晚期大脑损伤

　　青少年喜欢尝试新鲜的事物,比如新奇的体育项目,又比如踩着滑板表演特技。那些危险系数很高的跳跃动作常常以被送去急救中心为结果。从半空中狠狠栽下很容易造成大脑损伤。如果青少年的大脑受伤,将会发生什么呢? 情绪区受损和理性区受损又有什么不同?

　　我们普遍认为,由于大脑的结构在人岁数较小的时候还没有完全稳定,这个时候的脑伤会比年龄大时带来的问题少,因为相邻的脑区域会接替受伤部位继续工作。事实的确是这样的,但仅仅限于理性区受损的情况。假如情绪区,也就是杏仁核或者眶额皮层受损,情况就完全不同了。

　　早年杏仁核受损的病人与成年杏仁核受损的病人相比,会有更大的障碍。已经有许多实验可以证明这一点,实验测试的是病人们辨别情绪的能力。成年杏仁核受损的病人虽然在判断负面情绪时有很大困难，但他们多半能够识别出恐惧并且描述出人处于该情绪时的状态。即便可能无法再拥有恐惧的感受，他们过去的经历也会帮助他们识别出它。然而，早年杏仁核受损的病人就缺乏类似的经验。

眶额皮层受损的话也会出现同样的情况。美国爱荷华州的研究人员们观察了两名在很小的时候大脑眶额皮层就受到损伤的病人。他们其中一位在只有十五个月大的时候遭遇车祸。车祸之后她很快就奇迹般地康复了，除了对于惩罚没什么反应之外，人们从她的行为举止中几乎无法看出异样。但是，自从她进入性成熟期后，情况就发生了变化。她非常地不守规矩，经常与同龄人或者父母发生冲突，十四岁时已经是一个有一大堆问题的少女。起先还是小偷小摸，慢慢地她开始斗殴、说谎和离家出走。未来会发生的事，在她看来好像没有任何意义，她只为眼前打算。令人吃惊的是，她在学校的成绩并不差，她的智力显然没有受到影响。爱荷华州的医生们在她二十岁的时候对她进行了检查。他们一方面扫描了她的大脑结构,发现她的眶额皮层处有一大处内伤。另一方面,他们对她进行了一系列测试。只要与理性能力有关的测试题,她表现得完全超出平均水平,但当她被要求完成扑克牌游戏任务(描述眶额皮层受损的病人章节中提到过)时,她做的一定是短期决策。她的行为风险性很大,甚至大过成年期眶额皮层受损的病人。

另外一个病例是一位三岁时被查出眶额皮层处患肿瘤的男孩儿。肿瘤被切除后,他看起来也并没有受到什么影响。到了受教育的年龄,男孩儿的问题开始表现出来。虽然学习没有给他造成什么压力,但他却很难交到朋友,做事也没有持之以恒的动力。由于脾气不好,他完全被孤立。中学毕业之后,他无法规划自己未来的生活,整天除了听音乐和看电视之外什么也不做。这个男孩儿同样常常说谎,无法维持友谊,对他人不具有同情心。他严重肥胖,经济上一直依赖父母。二十三岁的时候,爱荷华州的医生也对他进行了检查。通过大脑扫描，研究人员们确定了他眶额皮层严重受损的事实。他同样能够不费力气地通过理性测试，但在扑克牌任务中也只做短期有效的决策。

以上两位病人成长在正常的家庭中，没有任何迹象表明他们受到过精神或是身体上的虐待。他们不是家中的独子，兄弟姐妹们行为都很正常。显然，童年早期的眶额叶受损是导致他们行动和情绪控制上有障碍的主要原因。这也证明了有些脑区域的功能是无法被其他脑区域取代的。大脑的边缘系统以及它紧邻的几个脑区域，例如眶额皮层的可塑性肯定不像外部的大脑皮层那么高。也就是说，如果它们受损，个体受到的影响将更严重也更负面。

第四章

社会关系与大脑

窒息游戏

十四岁的加布里尔和他的朋友们起先是在网上发现这个游戏的。在他们看来，这个游戏不仅很安全，而且难以置信的刺激。实际上它的原理非常简单：当大脑在一段时间里处于缺氧状态时，人就能体会到一种非常剧烈的很"High"的感觉。加布里尔和朋友们当然认为自己也做得到，他们约定，一定要尝试一下。接下来,他们在学校里也听到了这件事。具体的细节不论是从网上还是从朋友那里都能轻易获知。所谓的窒息或者扼喉游戏——英语中称为 *fainting*, *pass-out* 或者 *chocking game*——其核心是通过用绳子勒住脖子或者用手掐住咽喉达到短暂的无意识状态。当人的颈动脉被压住,氧气就无法被输送至大脑。加布里尔和朋友们认为,如果他们方法正确,就不会有什么危险。能亲自试一试再向朋友们炫耀一番的话,也是件很棒的事情。

在学校里,一位年长的男孩儿向他们演示了如何正确地向颈动脉上施加压力。加布里尔回来后和自己的弟弟试了一下。"那种感觉很奇怪,但是又特别给力。"弟弟回想时说。加布里尔的感受则复杂得多。有一次他讲,觉得那是一个很奇妙的经历,是他有生以来做过的最棒的事。另一次他又说,自己是迫于朋友们的压力才这样做的:他们都试过了,所以他自然也不能例外。几次窒息游戏之后,加布里尔的眼睛开始发红,他常常毫无预兆地表现出攻击性。家人们无法理解这些症状的根源何在,加布里尔和弟弟做了什么危险的事情,他们一无所知。加布里尔的妈妈虽然曾经偶然撞见过两个儿子在玩一个以前没见过的游戏,但她实在不清楚那具体是什么。她禁止过他们再这样做。加布里尔显然无法理解妈妈的担忧,他的反应是:"这并不是什么大不了的事,我没有吸毒,也不碰酒精。"妈妈的警告可惜没有为加布里尔敲响警钟。一天下午,他的弟弟发现他昏迷在自己的房间里,脖子上系着绳子。几个小时后,加布里尔死在医院中。

2006 年,美国俄亥俄州威廉姆斯郡发表的青少年危险行为报告(Youth Health Risk Behavioral Survey,针对青少年有害健康行为的研究)显示,十二至十八岁的青少年中,有百分之十一的人曾经有过一次窒息游戏的经历。成年人这方面的经验较少或者根本没有。自 1995 年以来,美国已有八十位以上的青少年因为窒息游戏死亡,他们的平均年龄在十三岁。虽然不管是加布里尔,还是他的弟弟和朋友们,都有无数的机会向家长和老师透露他们正在做一件可能带来很大危险的事，但是他们并没有这样做。

这些青少年对于一个基本的道德准则毫无概念：我们必须重视生命并且肩负着保护生命的责任。假如一个人不以以上准则要求自己，我们大概可以认为他缺乏基本道德感或者甚至是一个心理变态者。没有给予自身或者他人生命足够重视的病症，实际上并不多见。那么究竟为什么有一群青少年犯了这样的错误，没有及时制止危险的行为。

如果说所有青少年都有精神疾病，也未必符合事实。尽管幸运的是，如前文所提到的有人在群体游戏中死亡的案例发生的机率极小，但实际上在类似的状况中，青少年们说服自己和别人的情况却屡见不鲜。他们总是只强调对冒险的需求，看重因此而来的刺激感，从而忽略可能的风险。于是，一群人就有了形成一个同谋共同体的错觉。这种错觉带来兴奋感，导致的结果就是不顾后果的行为（"我没什么事。"）另外，处于青春期的青少年，在社会关系中感受到的来自同龄人的影响是逐渐增大的。本章中,我将要向大家解释的就是,为什么青少年在他们的社会网络的影响下会做出不顾后果的事,以及与此相关的大脑区域是怎样发育的。

青少年当然都很在乎朋友的肯定,也很看重他们的意见;青春期时,他们将最多的时间花在和同龄人相处上。一大部分介于十二到十七岁的青少年活跃在例如"脸谱网"(Facebook)或者其他可能交到朋友的社交网站上。家长们也许会因此为自己和处于性成熟期的孩子间逐渐变少的交流感到难过,但这也正是青少年们被社会接纳的过程中必经的一个阶段。在这个阶段他们觉得同龄人更加有趣。他们会利用一切可能的机会,和同龄朋友交流想法、建议、秘密和最近发生的新鲜事。

针对未成年人社会定位的诸多研究表明,一个十岁的孩子主要将时间花在和同龄人一起外出玩耍或者一起从事体育训练上。与家人进行互动的时间占的比例并不太大。这种时间分配的模式当孩子长到十四岁时将发生很大的变化。根据不少的研究资料，十四岁的孩子更希望与家人相处的时间尽量短，而与同龄人相处的时间尽量长。另外，与同龄人相处的方式也与此前不同。对于这个年纪的孩子们来说，更重要的是与他人讨论以及交流想法。他们的友谊因此更加私密。那么造成这种转变的原因是什么呢？

科学家们几十年来都致力于探索青少年社会行为模式的变化，特别是他们如何面对道德抉择，如何对待他人意见以及如何从不同角度考虑问题。要解决这些疑问，青少年交友方式的变化显然起着决定性作用。从几年前开始，哪个大脑区域参与了个体的社会行为或者说参与了个体针对他人的决策行为，成为一些科学家关注的焦点。他们的研究虽然找到了成年人大脑中与以上行为有关的脑区域，但这些区域是怎样发育的，它们的发育又和青少年社会行为的变化有何关系，还不太清楚。目前，已经有研究者开始着手解决这些疑问，但我们目前还只能做出一个假想，来讨论上述脑区域的发育过程对个体有什么影响。

不过借助现有的有关成年人大脑区域的功能性的知识，我们毕竟还是能够提出若干假设来，以解释大脑某些区域的成熟过程如何导致了青少年社会关系的转变。

个体的社会发展是一个怎样的过程？

当加布里尔处于危险之中，朋友们或许应该适时地提醒一下他的父母，但他们却约好一致对此保持沉默，他们相信，守护这个承诺远比预防危险更加重要。虽然事后看来，违背承诺才是明智的选择，但当时的他们却认为，忠心耿耿地对待朋友，保护好他的秘密才是首要的。对此，加布里尔的父母显然很难理解，在身边的人进行有生命危险的尝试时立即警告他，使他无论如何远离危险，难道不是再正常不过的事吗？然而对于青少年来说，这正是一道两难的道德选择题。

大量青少年社会发展领域的研究都致力于探讨

这个十分复杂的道德问题：当自己的兴趣和他人兴趣相矛盾时，应该如何选择。道德正确与否，可能是当今人们讨论最频繁的话题。在这个讨论框架中，判断对错的标准从简单的"己所不欲，勿施于人"到更加复杂的表述，其中涉及的道德观并不总是以普世价值为基础，它常常取决于具体情况下每个人根据自己的价值观对问题的理解。我们可以想想有关如何正确对待囚犯、流浪汉以及有自决权利的绝症病人的讨论。不同政治党派之间一点即燃的激烈争论已经证明了看待问题有多样性。立场的不同必然造成冲突，唯一的判断道德对错的标准是不存在的。

进行道德决策的能力会经历一段有趣的发展过程，这也是著名的发展心理学家让·皮亚杰（Jean Piaget）和劳伦斯·科尔伯格（Lawrence Kohlberg）关注的重点。他们的研究中，儿童、青少年和成年人分别被要求评价某个特定的场景。由此得到了一项极为重要的发现：个体进行道德判断的模式直到三十岁才逐渐稳定。所以，我们现在讨论的发展过程已经远远超出了青春期的范围,但它最剧烈的变化依然是发生在这段时间。

根据让·皮亚杰的观点,在假定的场景中进行道德判断的能力经历了几个不同的发展阶段。即使该理论已经诞生了五十年,现今的科学家们依然对其中的论点争执不休。争执的焦点之一是皮亚杰提出的发展变化究竟是一次彻底的 *Shifts*(转变)(比如由"承诺就是承诺"直接变为"守护承诺也应该考虑到与之相关的危险")还是一个循序渐进的、不断引证的过程(即"承诺就是承诺"的观点逐渐被"守护承诺也应视情况而定"取代)。另一个争论的焦点在于儿童在两个发展阶段之间转变的具体年龄,对于这一点,人们一直无法达成一致。一部分科学家认为,儿童应该比皮亚杰理论中所说的更早进入到另一个高级阶段。他们的想法遭到了另一部分科学家的强烈反对。但是对于我们在本书中要解决的问题来说,以上的争论并不重要。

皮亚杰认为,一个六到七岁的儿童仍然处于对家长给予的规则强烈依赖的状态。这个意义上他们和父母的关系是单向的：父母设定规则，而孩子仅仅是不问缘由地执行它们。有时，孩子可能会因此发脾气，但最后还是会像服从真理一样服从规则。我们可以用一个著名的范例来解释这个情况：两个小男孩都在厨房里打碎了餐具。第一个男孩儿布拉姆推开厨房门的时候并不知道，门背后放着一张椅子，椅子上有一个托盘，托盘上有五个碟子。当他推开门时托盘掉落下来，上面所有的碟子都被摔碎了。第二个男孩儿文森特要找高脚杯，为了够着橱柜，他踩到凳子上，快要拿到高脚杯时他看见它被一摞碟子挡住了。他直接伸手去抓高脚杯，其中的一个碟子被碰到地上摔碎了。如果我们向儿童们提问：谁才是比较不听话的那个，是布拉姆还是文森特？七岁的孩子大多会说，布拉姆比较不听话，因为他打碎了五个碟子，而文森特只打碎了一个。换句话说：这个年龄的儿童只按照结果而不是动机来判断一个行为的对与错。

到了八至十岁，孩子们开始学会考虑行为的动机。某种意义上,他们此时处于一个过渡阶段:和同龄人相处的时间增多了,在这种关系中,孩子们开始重视平等性。从这个岁数起,他们在交往中往往尝试遵循你来我往的相处方式:你为我做了什么,那我也回报给你什么。他们慢慢试着根据群体的意愿调整此前习得的规则,并且学习站在他人的立场和角度考虑问题,学会更好地与他们合作。

接下来的一个阶段,大概是十一或十二岁时开始,青少年们不再盲目地将他人的叮嘱或者权威意见照单全收。他们学会独立思考什么样的行为在道德上是正确的。同时,他们不再配合家长的规则和看法。这一段时间里,规则已经不再是不可变更的,它更多被看做是社会调和的结果,当群体立场发生转变时,规则也会相应的变化。

动机一直是道德判断中一个永恒的焦点:某人为什么要以某种方式做某事?基于每个行为背后隐藏的动机,可以判断它的对或错。劳伦斯·科尔伯格由此出发,利用他的阶段理论模型(Stadienmodell)详尽地分析了个体道德认知的发展。科尔伯格的研究是以皮亚杰的理论为基础,主要借鉴了其对各个发展阶段时间上的划分。受个人经历的影响,科尔伯格的观点倾向于反对社会不公正现象。他的研究并不是要找到道德正确与否的答案;当一个人处于道德相关的情境中时,他的道德观总能通过他权衡的过程显现出来。科尔伯格设计的被称为"海因茨的困境"的假想情境就是一个经典的例子。它的内容是这样的:

> 在欧洲的一个城市里,一位妇女因患上罕见的疾病奄奄一息。医生认为只有一种新型的药物能够挽救她的生命。这种药里所含的某样物质刚刚由城中的一名药剂师发现。药的成本高昂,而且药剂师向购买者索要十倍于成本的价钱。花一百元生产的药物,被他卖到了一千元一剂。海因茨是患病妇女的丈夫,他向所有的熟人都借了钱,但借到的五百元只够药价的一半。于是,他告诉药剂师他的妻子快死了,恳求药剂师把药卖给他或者允许他以后再补上另一半钱。

但药剂师却说:"不行,我研制这个药就是为了赚钱的。"海因茨因此绝望了,他打算潜入药店,为妻子偷取治病的药。

海因茨可以这样做吗?

在类似的两难困境中,最关键的地方不在于是否具有基本的道德认识。一方面大家都知道,不应该偷窃,另一方面是生命的可贵。正因为基本的道德观发生了冲突,人处于对立的两种价值选择中,问题才变得有趣起来。科尔伯格设计的所有假想情境都体现了这种多样性,两个人物分别代表了截然不同的立场。他们的道德也必然因此产生碰撞。在"海因茨的困境"一例中,私有财产与人的生命权就是对立的。请不同年龄的孩子帮助海因茨解决问题之后,科尔伯格和他的同事们证明了要解决类似的冲突,人所做的选择是随着年龄变化的。

十岁的孩子面对以上问题时,首先考虑的是如何获得奖励或者避免惩罚。一部分孩子认为,海因茨不应该偷药,他们的理由是,因为他可能被惩罚然后被关进监狱。另一部分孩子则赞成海因茨去偷药,因为他的妻子会因此非常爱他。孩子们在这个年龄仍然服从于权威并且遵循明确的相互关系(以眼还眼,以牙还牙)。十岁以后,他们慢慢不再看重这几点。

到了十四岁,孩子们开始重视社会关系,他们相信,个体应当遵从社会法规。这个道德发展阶段的核心是在社会关系中达成一致(如果你想被别人这样对待,那么你也要这样对待别人)。从十四岁到二十二岁是该发展阶段表现最为明显的时期。此后的一个延续期中,社会系统赋予个体的责任也将变得重要起来。解决"海因茨的困境"时,部分青少年认为,海因茨不应该偷药,因为人需要使用金钱来交换他人财产是已经形成的社会契约,某人为了得到不属于他的某样东西而偷窃,这样的行为会带来非常严重的社会混乱。有趣的是,在社会良知水平上论证自己观点的青少年的人数,直到二十六岁后仍呈上升趋势。而这个发展阶段取代前一个阶段,则大约发生在二十五岁左右。

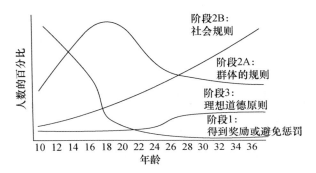

阶段2B:
社会规则

阶段2A:
群体的规则

阶段3:
理想道德原则

阶段1:
得到奖励或避免惩罚

人数的百分比

10 12 14 16 18 20 22 24 26 28 30 32 34 36
年龄

道德认知的发展阶段。引自科尔伯格（Kohlberg,1979）

　　科尔伯格理论中道德认知的最后一个阶段被表述为"后习俗水平"①,此时个体受理想以及道德原则指导,社会群体的意愿也被纳入考虑当中。处于这个阶段的人认识到生命和自由是最基本的人道原则。最后一个发展阶段在三十六岁年龄组所占的比率很小(不大于百分之十)。显然,以上道德认知的方式仍然不具有社会普遍性。但有趣的是,这个道德判断力测试却能够预示受测者的日常道德行为:比如多次被控犯罪的青少年与从未违反过法律的青少年相比,

---

① 科尔伯格的理论中有"前习俗道德水平""习俗道德水平""过渡水平"以及"后习俗与原则道德水平"四个概念——译者注。

往往处于与年龄不相符的较低的道德认知阶段。他们在考虑问题的时候很难把他人行为的意图纳入其中。

罗伯特·塞尔曼（Robert Selman）是哈佛大学著名的心理学家，根据他的理论，未成年人随着年龄的增长能够更好地从他人的角度或者站在他人的立场思考问题。上述发展趋势极可能也影响了他们处于道德困境时的思维方式。这种被称作"观点采择"的能力与未成年人的交友模式也有很大关系。年纪较小的孩子将友谊看做是以自我为中心的发散：其他小朋友只被当作玩耍的伙伴。伙伴的想法和感受在他们看来并不重要（三到七岁）。接下来的一个阶段中，孩子们意识到他人也有不同于自己的想法和意愿，虽然他们还并不能真正适应这种差异，但同龄人此时不再单纯是一起取乐的玩伴。

交友模式发生根本性转变是在孩子们学会反思他人想法的时候。这个阶段，即使依然像以前一样不具备对比不同立场或者完全交换至他人视角的能力，孩子们也开始明白,社会关系是双向的。此时,交友注重交互性,友情不再被看做是一种长期有效的关系(六到十二岁)。到了接下来一个阶段,青少年基本能够将不同的角度——自己的,对方的,处于关系之外观看的第三方的——相互对比。这也导致了友情或与他人的交往以完全信任为前提,并且变得更加亲密(九到十五岁)。最后的一个阶段的核心是相互依赖。这个时候,青少年意识到与他人关系的基础是互相尊重,同时自主性也非常重要(自十二岁开始)。个体交友模式的变化,其本质就在于观点采择能力的发展。针对成年人大脑中这种能力的研究目前已经较为成熟了。本章下一节里,我将为大家解释几种观点,以便我们最后能够更好地了解脑功能的发展是如何作用于个体的社会行为的。

道德与大脑

哪些脑区域在评价一个道德两难困境时会发挥

重要作用？这显然不是一个简单的问题，因为我们无法通过大脑扫描了解一个受测者面对道德提问时脑子里在想什么。实际上只有当我们要求受测者判断某事在道德上是对还是错时，一切才有可能。虽然此前科尔伯格设计的道德困境模型与我们此处的研究设想有所偏差（因为该理论模型的宗旨不在于判断对错），但它却为我们提供了大量有关的信息：当个体面对"道德上正确"和"道德上错误"两个选项时，他的脑区域间是如何协作的。

哈佛大学的乔舒亚·格林（Joshua Greene）是一位哲学家和神经科学家。他对参与道德困境判断的大脑区域进行了研究。研究主要在于考察人们面对个人道德困境和非个人即社会道德困境时反应上的区别。个人困境是指如下类似场景：你正开着车行驶在一条偏僻的公路上，突然看到一个躺在路边、身受重伤的男人。他必须立即被送去医院，你一人之力可以帮助他。受伤的男人也示意需要你的帮助。这个时候，很少有人会选择将男人继续留在路边，几乎所有人都认为帮助他并送他去医院是应尽的道德义务。非个人困境则是完全不同的情况：你可以想象一下，你在家里的擦脚垫上发现一封信，信里描述了目前第三世界的儿童们艰难的处境。假如不立即接受必要的疫苗注射，他们中的大多数人将面临死亡。于是，你被请求捐助一小笔钱，也许就能因此挽救很多的生命。这种情况下，自愿提供帮助的人明显少于第一种情况。那么，为什么会这样呢？

为了找到这个问题的答案，格林为他的受测者们设计了许多场景。其中最著名的一个被称为"电车困境"（Trolley-Dilemma）。在这个困境中，一辆行驶中的有轨电车正在接近交叉路口，它要么向左，要么向右。如果向左，它将压死左边轨道上站着的一个人，如果向右，它将压死右边轨道上站着的五个人。受测者们被要求假想是自己控制着道岔并且决定电车是向左还是向右行驶。多数受测者选择让列车向左，因为那样"只有一个"人会死而不是五个人。这个例子便是我们上段提到的非个人困境的情况。而个人困境中,事情会发生一些变化:同样是一辆行驶中的电车,前方的轨道上站着五个人,如果不及时刹车,五人将全部被压死。电车和五个人中间,隔着一座桥,受测者需要想象他此时正和另外一个人一起站在桥上。拯救这五个人唯一的办法,是受测者将身边的人推下桥去,电车在撞死他后就会停下来。五个人

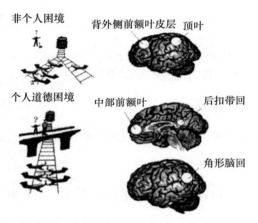

非个人困境　背外侧前额叶皮层　顶叶

个人道德困境　中部前额叶　后扣带回

角形脑回

上图所展示的是一个非个人困境和一个个人道德困境(电车困境)(见左侧二图)以及思考这两个困境时处于活跃状态的脑区域们。电车困境图摘自乔舒亚·格林的网站:http://wjh.har-vard.edu/~jgreene。引自格林(Greene)等(《科学杂志》①,2001)。

_____

① Science.

的生命因此得救。第二个例子中，一样是一条人命换五条人命的情况，受测者却感到比在非个人困境时更难做出选择。

接下来，实验的参与者被要求阅读上述两类困境的相关描述并且判断困境中某位受测者做出的决定是正确还是错误。在他们进行判断的同时，研究人员通过功能磁共振成像检测了他们大脑的活跃情况。检测表明，完成判断任务时他们大脑中不同脑区域组成的一个功能网络持续保持着活跃状态，其中不仅包括常常与情绪有关的脑区域（详见第三章），也包括与理性决策有关的脑区域（详见第二章）。这个活跃网络中参与情感评价的脑区域为：前额叶的中间区域，角形脑回，后扣带回和属于顶叶皮层的两个区域。参与理性认知的脑区域为：背外侧前额叶以及顶叶（第二章中曾经提到过，这些脑区域对于工作记忆非常重要）。然而，最值得关注的地方在于，思考个人道德困境时，大脑情绪区的活跃度更高。相反，思考非个人道德困境时，大脑理性区的活跃度更高。所以，个人困境大概能唤起较为强烈的情绪波动，而这种波动显然影响着我们的抉择。结合此前的第一个例子，我们之所以决定将路边受伤的男人送去医院，主要是源于大脑情绪区的活跃，而我们是否为第三世界中濒死的儿童捐款则属于理性安排支出的范围。

这样看来，加布里尔的朋友们面临的道德两难困境实际上是他们大脑的情绪区和理性区之间的较量。坚持守住不出卖朋友的承诺很大程度上是由大脑情绪区决定的，只要一想到背叛加布里尔，他们的情绪区就会活跃起来。这种活跃导致他们担心被驱逐出群体，被孤立，或者害怕加布里尔会因此而生气。相反，理性区则帮助他们意识到加布里尔只要不停止窒息游戏，他的生命就处于危险之中。如果能提醒一下他的父母，也许就能避免惨剧的发生。理性区的活跃也提醒他们，有必要与群体的意见相左，有必要劝说加布里尔，明确地告诉他游戏可能带来的危险，并且阻止他继续下去。那么，朋友们的沉默很可能源于他们大脑的理性区最终没有能够战胜情绪区。假如再过十年,功能更强的理性区也许能够制止捣乱的情绪区,在较量中占上风。但是,仍然处于青春期的他们的大脑,还无法找到这中间的平衡,因此此时的他们所做出的道德选择和成年以后不同。

公正,协作与大脑

今天是山姆和苏珊的学校组织的游戏日。同学们可以通过游戏积累分数,分数最高的那位,最后将获得一台电脑。到了中午,十三岁的山姆已经得到了很多分,大奖近在眼前。十五岁的苏珊成绩也不错,她同样渴望将电脑带回家。接下来的一个游戏中,由于老师算错了分数,无意中给了山姆应得分数两倍的得分。太棒了,山姆想,有了这些分电脑就是我的了。同样的事情也发生在了苏珊身上,只是多了些曲折。游戏中,苏珊的对手比她强,而她此时因为不应得的收获,分数居然比对方更高。冒着失去分数的危险,苏珊依然向老师报告了这个错误。老师表扬了她并给了她额外的分数作为奖励。现在她的分数甚至比刚才更高了。看来信任老师不是一件坏事。

面对自己获利和他人获利两种结果时，我们如何做决定？我们认为什么是公平而什么又是不公平？山姆和苏珊在判断公平还是不公平时的表现截然不同。山姆只是为自己如此轻易就获得了高分感到高兴，他完全没将对手放在心上。他不是主观上进行了不公平的竞争，他是因为眼里只有分数，而没有考虑行为会给对方造成不好的影响。苏珊则立即就意识到了对手可能承受的后果，她没有为了获利而选择沉默，而是决定告知老师分数的分配出现了错误。冒着失去分数的危险，她却因为自己的诚实得到了奖励，老师给了她额外的加分。实际上，大脑的不同区域参与了上述这样一个权衡过程，它们的共同作用决定了事情的结果。山姆的某些脑区域比苏珊更活跃，于是他做出了与苏珊不同的决定。

在大脑扫描技术的帮助下，科学家们研究了参与上述权衡行为的大脑区域。为了再现山姆和苏珊经历的情景,科学家们特别设计了几个游戏。其中一个被称为"最后通牒博弈"(Ultimatumspiel)。简而言之,游戏中的两人分享一笔总数固定的钱,比如 10 欧元。一位游戏者提出方案,另一位游戏者可以接受或者拒绝。假如后者接受分配的方案,两人都可以按照该方案拿走奖金,假如对方反对,则两人将一无所获。建议一方的游戏者此时必须仔细考虑,什么样的方案是对方可能接受而什么样的又是对方可能拒绝的。一个公平的分配方式是两人各拿走 5 欧元,这种情况下第二位游戏者很有可能接受提议,于是两人各将 5 欧元纳入囊中。假如第一位游戏者建议的是自己拿走 8 欧元而留给对方 2 欧元的话,第二位游戏者拒绝提议的可能性就非常大了,这种情况下两人将分文也得不到。第二位游戏者可能觉得,提议并不公平,他不乐意看到第一位游戏者独自占有 8 欧元。

科学家们想知道的是,大脑对于公平与不公平的提议有何反应。为此他们扫描了博弈游戏中两位游戏者的大脑。扫描结果显示,提出不公平提议的游戏者(一人拿 8 欧元另一人拿 2 欧元),他大脑前部一个我们称为脑岛的区域非常活跃。脑岛与调控人体神经系统、心跳、呼吸以及汗液分泌的脑区域们有着密切的联系。许多情况下,当我们看到反感的面部表情或者处于带来反胃感的场景中,比如闻到恶臭和吃到恶心的东西时,脑岛也会活跃。就像我们在第三章中讲到的那样,脑岛的活跃还有一种情况,那就是当成年人被要求回答与鲨鱼游泳是不是个好主意时。显然,不公平的提议激活的脑区域是一个当我们激动起来,神经系统被调动或者当我们遇到反感的东西时才会活跃的脑区域。所以,不公平的行为带来的感受与生理不舒适的场景中人的感受很有可能基本无异。而公平,比如双方分得相等的金额的提议,导致的是同样在第三章中出现过的大脑的奖励中心基底核的活跃。另外一个重要的发现是当第二位游戏者接受提议时,他的背外侧前额叶皮层的活跃度也明显提高。这是一个负责调整/控制的脑区域,所以很明显,当我们接受提议时,理性认知的大脑区域会开始工作。

　　有趣的地方是,通过行为研究我们在实验室里发现,十岁的孩子在"最后通牒博弈游戏"中的表现与十五或者二十岁的受测者有所不同:十岁的孩子们更加倾向于提供公平的方案("你拿 5 元,我拿 5 元")以及接受公平的方案。十五和二十岁的游戏者中,有一半的人能够接受"我拿 6 元,你拿 4 元"的提议。

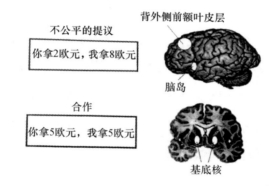

上图展示的是大脑在不公平提议和合作提议时的活跃情况。引自桑富林(**Sanfrey**)等(《科学杂志》①,**2003**)以及凡登博斯(**Van den Bos**)等(《大脑与发展实验室》②,**2008**)

---

① Science.
② Brain&Development Laboratorium.

而十岁的游戏者中，则很少有人能接受，他们宁愿双方都一无所获，也不愿向一个（他们认为）不公平的提议妥协。这一现象与皮亚杰和科尔贝格的基础理论不谋而合，年纪较小的孩子往往坚守被灌输的、绝对的规则并尽可能不与之偏离。当十三岁的山姆获得额外加分时只想到自己得到的好处，没有想到对方的利益会因此受损。一个十岁至十五岁之间的青少年已经开始能够接受在某个特殊的社会场景中存在另外的行为规则，他们因此可能会同意一个 6 比 4 的分配提议，因为对方掌握着分配的主动权（或者基于其他一些常常用来重新定义社会规则的理由）。十五岁的苏珊则已经处于可以意识到自己的不公正得分会损害对方利益的年纪。与山姆的决定受大脑情绪区的影响较多不同，苏珊的决定是在理性的额叶参与下做出的，因此她能权衡各方的利益。虽然苏珊的大脑情绪区也向她发出了信号，使她渴望获得高分赢得电脑，但她的大脑理性区明确地阻止了这种行为。

观点采择与大脑

通过"最后通牒博弈"的例子我们了解到,有些大脑区域对于反思行为后果非常重要(比如背外侧前额叶),有些则与缺乏公平性的情况有关(比如脑岛),还有一些反应与合作带来的胜利或者舒适感(比如基底核)相关联。但是还有一系列在山姆和苏珊的千思万绪中发挥了作用的脑区域是我们还没有详细介绍的:那就是那些帮助我们转换角度,站在他人的立场上思考问题的脑区域。它们中最重要的一个位于大脑的前额叶,是曾在道德决策一节中短暂提到过的:内侧前额叶。

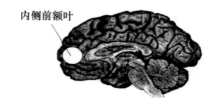

内侧前额叶

内侧前额叶位于额叶的中心,连接着主导理性认知的外侧额叶和控制情绪的诸多皮层下组织,因此它有效地促成了两个系统间的沟通。众多针对内侧前额叶的研究中,犹他·弗里斯(Utah Frith)的理论脱颖而出。他认为,这个脑区域与心智理论(Theory of Mind)中所讲的心智化有很重要的关联。所谓心智化,是指人意识到判断事物时他人与自己有所不同的能力,是阐释他人想法的能力,也是推测他人行为意图的能力。心智理论领域最核心的一项研究是要求实验参与者阅读短故事,故事的主人公有揣摩他人的想法的需求。以苏珊的故事为例,她要在是否指出分数分配出现错误这件事上做出决定。于是她开始思考,假如她指出错误,一方面老师应该认同她,另一方面她的同学也应该赞赏她,因为她给了他们获胜的机会。此时她正在做的,就是在脑中揣摩他人的想法。

研究人员们对比了两类脑区域,一类是在阅读与揣测他人想法有关的故事时活跃的脑区域,一类是在阅读与揣测他人想法无关的故事(比如苏珊正在思考是骑自行车还是搭巴士去学校)时活跃的脑区域。他们发现,有几个大脑区域在阅读所谓的"心智理论故事"时格外的活跃。其中最为突出的就是内侧前额叶。它在我们的角色采择行为和尝试设想他人想法的行为中都扮演着至关重要的角色。

那么,内侧前额叶又是如何参与社会关系的呢?我们对此还有许多盲点。阿纳姆—内梅亨大学的伯娜·古鲁格鲁(Berna Guroglu)和她的同事们探索了这个脑区域在我们的友情关系中发挥的作用。借助功能磁共振成像,古鲁格鲁观察了一群同在一个乐团演奏的青少年。实验开始之前,她先为每位参与者拍摄了一张照片,然后要求他们说出自己在乐团中比较喜欢与比较不喜欢的几个人。在这个基础上,整个乐团的成员可以被划分为与大家关系较好的、与大家关系普通的和与大家关系不好的三组。当参与者被送入扫描仪中,研究人员会向他们展示一张乐团成员的相片,接着她请他们利用手边的操纵杆表示自己是愿意与照片中的人亲近(向前推操纵杆)还是不愿与他亲近(向后推操纵杆)或是根本无所谓(操纵杆保持不动)。实验的结果表明,当看到与自己关系较好的团员照片时,参与者大脑的奖励区,也就是伏隔核、杏仁核以及中部脑皮层的某些区域活跃度明显提高。而当参与者看见关系普通或者关系不好的团员照片时,这种活跃度不明显或者根本不存在。研究人员们将这种活跃模式与参与者看见喜欢或者厌恶但并不认识的名人照片时大脑的活跃模式进行了对比。虽然看见熟人和名人的照片时,脑区域的活跃度同样因为好恶有所区别,但当看到朋友的照片时,内侧前额叶的活跃度是看到名人照片时的几倍。与预想的一样,在看见朋友时,内侧前额叶的活跃度比揣测他人想法和意图时更高。

关于成年人大脑的知识是我们研究青少年大脑活动的一个重要的依据。通过观察青少年的社会行为在青春期发生的变化,我们不仅了解到大脑中的一个功能网络是如何影响着个体的社会行为,我们也在这个过程中发现了许多有趣的问题。接下来,我将以其中任意的两个问题为例,告诉大家我们在未来还存在哪些等待寻找答案的未知数。

例1:亲社会与反社会的友情

如今我们虽然已经知道友情以及与同龄人的关系对于青少年的重要性,但我们是否也弄清了这种友谊关系的来源和特征呢? 在这个问题上,社会测量学问卷帮助我们对友情关系进行了分类。问卷中,属于某个群体(比如班级)的调查对象被询问在群体中和谁是朋友,和谁关系不好,对谁抱有好感,看谁又特别不顺眼。这一调查在内伊梅根①作为长期项目得以实施,结果研究人员们发现,友情关系分为不同的类型:亲社会友情常发生在喜欢合作和喜欢互相帮助的儿童身上。亲社会友情双方的青少年往往性格相似并有着相同的兴趣。反社会友情多发生在不爱帮助和支持他人也不爱接受他人帮助和支持的儿童身上。第三类人群是在社交上比较拘谨的儿童,他们倾向于

---

① Nijmegen,荷兰城市名——译者。

与亲社会性的乐于助人的儿童成为朋友。

　　显然,不同的交友模式严重影响着青少年对一个社会情形的判断,也决定着他们对他人的看法有多敏感,或者导致他们特别反感或者偏爱某个特定的场景。我们目前依然不知道这种模式是否也与青少年们在角色采择上的不同表现有关。所有人角色采择的能力都是随着年龄不断增强的,但每个个体面对正面和负面反馈时反应的程度却不同。所以,值得思考的是,这种个体差异如果不是基于内侧前额叶的活跃度,那么它究竟是来源于皮下情绪区接收反馈时的敏感度差异,还是来源于大脑认知区(比如背外侧前额叶)活跃度的差异。

　　虽然我们目前还无法解释这种差异存在的原因,但借助大脑扫描技术我们能够更精确地检测到在上述的心理活动中,哪些大脑区域参与了个体差异的形成。当然,我们还有无数疑问有待解答。如果回顾一下本章开头,同龄人之间因为约定而隐瞒成员正处于危险之中的事例,我们更感到寻找这些答案的紧迫感。因为，一个科学的解释可以帮助我们在未来避免类似悲剧的发生。

例2：陷入爱情

我们每个人应该都不会忘记第一次爱上一个人时的心情，那种记忆中恋爱的感觉并不会随着时间而褪色。初恋到底有什么与众不同？是因为它让我们经历了许多的第一次，还是因为恋爱中的大脑反应很特殊？这些问题迄今为止都是未解之谜。不过在研究成年人的爱情行为时，我们有了一些有趣的发现。

在一个这样的实验中，科学家们借助功能磁共振成像技术观察了刚刚陷入爱情的受测者们大脑的活跃情况，研究人们向他们分别展示一张爱恋对象的照片以及一张其他朋友的照片。同样的研究方式，科学家们也用在了年轻的妈妈们身上，她们所看到的两张照片中一张是自己的孩子，另一张则是朋友的孩子。看到爱恋之人的照片和看到自己孩子的照片时，受测者大脑中与情绪有关的奖励区，比如基底核迅速地活跃起来。与此同时，研究者们也观察到，他们内侧额

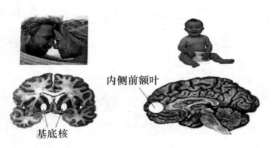

内侧前额叶

基底核

上图为恋爱中的人看到爱恋对象的照片（见左图）或者母亲看到自己孩子的照片（见右图）时活跃的大脑区域。引自巴特尔斯-泽基（Bartels Zeki）（《神经图像》①，2004）。

叶的活跃度会降低。就如我们已经知道的，内侧额叶主要参与了个体揣测他人想法与动机的行为。于是，科学家们得出了这样的结论：与换位思考有关的脑区域在恋爱的过程中或者看到自己孩子的瞬间并不重要，重要的是所谓的大脑"爱感区"的反应。如果我们将这个结论与青少年陷入爱情的反应结合起来，也许就可以解释为什么初恋让人印象如此深刻了。恋爱中的青少年们所处的时期，正是内侧前额叶还未发育成熟，而大脑奖励区又过分活跃的时候，于是他们

———————————

① Neuroimage.

体会到的恋爱感将是其他年龄段的几倍。当然,这个基于推测的猜想尚须等待日后的研究证明,但它无疑为我们提供了许多思考的可能性。

结尾:进化视角下的个体社会发展

观察研究表明,青少年普遍比儿童更加需要得到朋友的认同。根据皮亚杰和科尔伯格的理论,个体在道德困境中判断模式的几个发展阶段并不是由家长,而是由同龄人决定的。他们认为,与家长的关系往往是单方面的(家长更加强势),而与同龄人的关系则更加平等。对于皮、科二人的学说学界仍存在许多争议。同龄人是否真的相互主导着彼此的道德认知发展,目前还无法完全确定。也有另一些学说认为父母的道德观始终影响着孩子的道德决策能力。家长站在更高的道德阶段不断对孩子的道德发展进行指导。但是不管青少年的道德发展是受到家长的影响更大还是受到同龄人的影响更大,我们都不能否认,父母在青少年生命中扮演的角色是不断变化的,与此同时,与同龄人的交往渐渐变得更重要。这种重新排序的原因何在?作为个体发展领域里一个基础的问题,科学家们迄今还没有找到答案:为什么会发生这样的变化?这种变化又会带来什么好处呢?

　　一个基于进化繁殖理论的猜想也许能解答以上的问题。个体进入青春期几乎与性成熟的开始是同步的,性成熟期的人类与动物一样,性征开始发育并为繁殖后代做好准备。这个时期,性激素的分泌导致人在生理上产生变化,一方面男孩与女孩的体貌特征开始变得与之前不同;另一方面,大脑各个区域也发生转变,青少年们慢慢融入到社会群体之中。在这个意义上,性成熟与青春期是紧密结合在一起的,因为性激素的影响最核心的器官就是我们的大脑。

　　在这段时间里,青少年对异性的兴趣不断增强。生理上为繁殖做好准备的同时,大脑也经历着一场变革,青少年因此在行为上变得更加能吸引同龄人。在所谓的同龄团体中,青少年们学着互相交流,学着按照团体能够接受的方式行动。这也是他们检验社会行为的一个时期,他们慢慢明白,哪些行为能够被团体接受而哪些不能。

个体在青春期时社会行为发生变化,其原因可能在于进化系统中人类的性成熟严重影响着与同龄人相处的方式。当然,这个观点仍然停留在假说阶段,但进化繁殖的需求很大程度上形成了一种同龄人变得重要、而父母角色改变的新局面。

本章中,我向大家说明了青春期时个体在社会层面的焦点是如何转移的以及这种转移与大脑发育之间的关系。很明显,目前科学领域中有关社会性大脑的已有认知比有关情绪性大脑和学习性大脑的已有认知要少得多。本章中涉及到的同样也是不同脑区域之间的冲突:一边是与情绪有关的脑区域,它们在个体被群体接受,与他人合作以及被群体孤立时非常敏感;另一边是理性的脑区域,它们的活跃与长期有效目标以及对公平和合作的理性思考有关。另外还有一个特殊的脑区域:内侧额叶,它对于个体的换位思考非常重要。有一些学者认为,内侧额叶应该被当作我们的"大脑中心",它是人类区别于动物,成年人区别于青少年的关键所在。大家应该期待,未来的研究中能更多地听到有关这个脑区域的消息——我们正在努力当中。

第五章

创 造 性 与 大 脑

灵活的大脑, 潜力无限

前几章中, 我们已经对青少年的大脑有了一些认识。基于这些认识我也向大家说明了青少年与成年人相比, 在计划方式方面, 控制情感方面(也可能他们完全不进行情感控制)以及持续变化的社会环境中的反应方面, 有什么区别。这可能会造成一种印象, 那就是青少年无论在哪种能力上, 都不及成年人,也许最明智的办法是耐心地等到青春期的大脑最终发育成熟为止。这其实是一个巨大的误解。实际上，青春期青少年的大脑拥有无数的可能性，而进入成年以后，我们将失去这样的潜力。青少年往往更加富有创造力和想象力，也更加的理想主义。你是否尝试过在不盲目地遵照操作说明（它也不一定总是成功的保证）的情况下，弄明白一个复杂的机械装置？让一个青少年来帮助你吧，他们很有可能只需要几分钟的时间就能搞定这一切。此时青少年们的大脑里发生了什么呢？虽然一个简单的决策就能让他们焦头烂额，但面对新兴的网络应用，智能型问答和科技发明时，他们隐藏在大脑中的潜力将被挖掘出来。所以，青春期的大脑并不只有局限性，它还拥有着巨大的潜能。

第一章中，我向大家解释过青少年的大脑正在经历的强烈的结构性变化。这种变化来源于组成大脑的脑灰质群和脑白质群之间不稳定的数量关系。脑灰质是聚集的功能脑细胞，脑白质则起着连接脑灰质的作用。我们已经知道,脑灰质会经历一段不寻常的发展过程:首先,在某个特定的脑区域中,脑灰质的数量急速增长,带来该脑区域工作能力的显著提高。接着同一脑区域的脑灰质数量自我消减,该区域的工作效果也随之提高。无用的连接被切断,为更强大的连接腾出了位置。在这样一个一团乱麻似的角逐中,功能最强的脑细胞与细胞连接被留了下来。于此同时,更多的连接被建立起来(脑白质内部),于是超快速、高效率的 A 与 B 两条神经传递路线取代了有着无数不必要的分支并缠绕在一起的神经纤维。上述变化的过程在不同的大脑区域中出现的时间也不相同。青春期时,与创造力、想象力、音乐感、运动以及社会责任感有关的脑区域发生这种变化的时间最晚。

你是否也属于那样的家长,有一天发现孩子在高中要解的数学题比自己当年的难了许多?实际上不是数学题变难了,而是青少年的大脑通过训练比你的大脑转得更快。2004 年,学者们对一组青少年和一组成年人进行了研究,研究重点是他们的大脑对于算术训练的敏感度。实验参与者被要求密集地进行四天的解方程式训练。研究人员在训练开始前和结束后都分别扫描了他们的大脑，记录下各个区域的活跃度。不出所料，解答算术问题时活跃度增强的脑区域是额叶（位于颅骨前部，负责记忆信息）以及顶叶（位于颅骨后方，负责处理数字）。经过四天的训练，参与者们解答方程式时对以上脑区域的需求降低了，青少年的大脑计算速度比成年人更快。同样，训练之后的青少年比成年人更少使用认知区。他们还没有完全发育成熟的大脑中，神经联系仍然很灵活。虽然更加快速和稳固的联系网降低了成年人瞬间记忆信息和计划自己行为的难度，但青少年的大脑中更多的连接空间，帮助他们更好地适应于一个学习过程。

青春期的大脑在功能和结构上的转变带来了一种独特的灵活性，它使得青少年能够给问题找到意料之外的答案，也使其拥有成年人身上罕见的热情，他们能发明创造，展现天赋，在体育项目中创造记录以及做到许多别的事！我们必须要向认为青少年的大脑是"困难"和"有问题"的观点告别。本章中,我将向大家介绍几类青少年才拥有的才能。后文中所举的例子都是真实发生的事件,但作为解释说明的手段,事例中的人名和场景将会做相应的改变。

聪明的使用者

孩子上网,是目前很多家长担心的问题。这自然不是没道理的;因为网站的数量庞大,家长不可能对孩子浏览过的每个网站都了如指掌——现在的青少年与父母相比,不仅坐在电脑前的时间长了很多,他们也更加精通各种搜索功能以及网络程序的运用。保持线上活跃,对他们来讲非常重要;虚拟形式的交流是他们社会生活不可缺少的部分。如今还有哪个青年人不上脸谱网或者不使用其他的网络社交平台。网络身份不够你可能会错过很多。简而言之,青少年的世界里已经不能没有网络了。

一部分青少年就聪明地利用了网络。十五岁的帕特里克是一名优秀的电脑玩家。从小学开始他就将整个下午的时间用在独自或者和朋友一起坐在电脑前玩游戏这件事上。有了属于自己的电脑之后,帕特里克从简单的游戏中发现了另外的可能性。他的第一笔生意为他打开了一扇网络大门。那年夏天,足球联赛大热。学校里的同学们热衷于交换或者买卖球队图片。帕特里克在网上搜到了一个价钱非常实惠又有大量存货的卖家:五欧元可以买五十张。他于是询问爸爸,自己可不可以买,爸爸答应了他。实际上这个网络卖家的家就在街角。帕特里克订下了他的货然后在同一天晚上骑自行车去他家拿到了图片。第二天,他以每张五十分的价格卖出了其中的二十五张,这个钱赚得实在是快。接下来,帕特里克又找到了便宜的演唱会票,CD 壳,手机配件等等,他把它们买到手,再转卖出去。虽然还就读于高级中学的八年级,帕特里克已经是一名名副其实的商人了。

　　一段时间以后,他的这门小生意就饱和了。每一次投机都面临风险,而且不是总能够赚到钱。现在已经到了必须灵活调整策略的时候了。于是,帕特里克进行了头脑风暴。事关电脑时,他周围的同学常常会征求他的意见:哪里的配件更好,哪里的价格又更便宜。这让他有了一个主意,那就是建立一个推荐店铺和比对价格的网站。网站建起来之后,帕特里克一方面邀请朋友先进行试用,另一方面想办法使自己出现在搜索引擎的前几位。计算了急速上升的访问人数后,帕特里克决定扩大店铺的规模,将自己住宅区以外的店铺也纳入进他的评价系统中来。突然在很短的时间里,他的网站成为了热门。电脑商店的邮件纷纷而至,询问能否将自己店铺的品牌挂在他的网页上。在这个基础上,帕特里克打算做得更专业些。他写信给不同的企业,每封信中附有一张广告价格单。对他来说利用广告赚多少钱并不是最重要的,重要的是他能给企业提供一个他们感兴趣的公平的价格。与父亲讨论之后,帕特里克决定再将自己的网站正规化,他去工商业协会登了记,获得了一个营业税号,网站的收益情况被做成表格由他的父亲每周送至会计所进行统计。就这样,钱像流水一般滚滚而来。

如今,帕特里克的小本买卖渐渐成长为一个可以对电脑、手机还有数字日历做查询和比价的网站。帕特里克现在已经十年级了,他的课余时间基本用在经营这个网站上。他需要协调学校中要学习的众多科目:经济和科技是他最喜欢的两门课。目前他已经在构思自己的下一个创业计划了,他打算再建立一个有关摩托车、自行车以及旅行的网站。即便很多的互联网企业仍在承受着亏损,帕特里克的小公司却前所未有地欣欣向荣。不久以后——按照他的梦想——他的网站要成为荷兰最大的互联网公司。

"帕特里克是怎么办到的?"不少企业家可能要问。大概是一个点子加一次实现这个点子的机会,然后还要有一点儿运气。这就是青少年思维方式的三种特殊要素。

好的点子需要卓越的创造力,需要不急于把所有可能性否定为无意义的远见。大脑如何形成一个这样的创造性思维?对此我们知之甚少。创造力是很

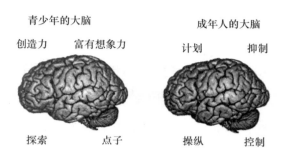

青少年的大脑   成年人的大脑

创造力   富有想象力   计划   抑制

探索   点子   操纵   控制

青少年大脑与成年人大脑的特征。

难测量的,这也是为什么很少有人借助大脑扫描来研究它的原因。即便如此,科学家们仍然发现,功能性强的额叶多少会对创造性思维产生阻碍。大脑额叶受损的病人有时会展现出某种特殊的天赋,比如艺术创作。神奇的是,他们大脑受损之前可能并不拥有这样的能力。当然,受伤的大脑还是会带来一些不便,但随着新能力的产生,额叶受损的病人们也获得了一些意外之喜。额叶主导目的性的行为,同时抑制本身违愿的行为和念头。它对于个体进行计划和判断也非常重要。如我们所知,青春期时,即使许多其他的大脑区域已经完全发育成熟,额叶仍然还在经历变化。也许正是还未发育完成的额叶与其余功能正常的脑区域之间的协作,造就了这样一个独特的创造力阶段。当行为与想法不被强行喊停,当计划能力还未完全建立起来的时候,青少年们获得了在预设的范围之外天马行空地去思考的机会。

帕特里克创业的成功不仅源于他的大脑额叶还无法阻挡脑中所有的想法,只能任由它们无拘无束地涌现出来。另一个同样很重要的原因是帕特里克住在家里,他的父亲基本包办了所有他公司的行政上的事宜,帕特里克因此无需再为例如固定租金或者雇员等琐事费神。他本人的优势与父母的支持避免了创业初始时的风险,在这个过程中,他的父亲实际上发挥了一个"外部"额叶的功能:他在一切组织统筹的问题上为帕特里克提供帮助,这是帕特里克因为自己的大脑额叶不够成熟而无法完成的。最后一个要素是那一点点的运气,这也是每个人实现自己的梦想所需要的。创建公司的过程里,帕特里克的大脑没有放过每一次可能的机会和每一分可能的盈利。他处于青春期的大脑使他能够全力将幸运之神的眷顾抓在手中,也使他不被任何阻碍所迷惑。

体坛名将

　　青少年的大脑不仅极富创造力和想象力,在运动领域,青少年们也是不折不扣的能人。以亚历山德拉为例:她从小就热衷于音乐和舞蹈。很小的时候,在婴儿护栏里她就能跟随着每一段旋律手舞足蹈。幼儿园时她上了人生第一堂舞蹈课。父母立即发现了她在领会舞步方面的天赋。上小学之后,她跳舞的机会被压缩为每周一次的基础舞蹈课和爵士芭蕾课。这时的亚历山德拉是一个开朗活泼的孩子,她对音乐有着极其强烈的热情。

　　十岁的时候,亚历山德拉迎来了一次改变她人生的机会。负责在假期照顾她的阿姨带她去了一个滑冰场。穿着借来的冰鞋亚历山德拉滑完了她在冰上的第一圈,然后她立刻激动不已。冰上的经历让她感到无比的美妙。假期结束以后她便苦苦哀求父母让她去学花样滑冰。父母起先并没有特别在意这个请求，因为滑冰场离家有些远。但亚历山德拉急切的渴望最终还是说服了他们。

开始学习滑冰的头一年，亚历山德拉还是穿着借来的冰鞋。不久后人们发现，花样滑冰几乎已经成为了她人生的全部。于是，十一岁生日那天她终于拥有了属于自己的一双溜冰鞋。亚历山德拉坚持训练并开始陆续参加一些地区性的比赛。每战每胜的成绩使她最终被教练看中选入了国际赛事的训练项目中。虽然这意味着她接下来必须要在冰场度过几乎所有的业余时间，但她并不认为这是一种牺牲，因为不上学的时候她最愿意做的事情就是滑冰。

在新教练的指导下，亚历山德拉在冰上的天赋再也无法被忽视。她的自选动作不久后便被调整为复杂的跳跃和旋转，而她参加的赛事水准也逐渐提高。十三岁时亚历山德拉拿到了她的第一个大赛冠军，十四岁和十五岁时她已经是绝对公认的冰上霸主了。

体育上的才能往往在青春期时表现得最为明显。

亚历山德拉很有可能一直以来都具备滑冰的天赋,但她的身体必须发育到一定程度才能掌控一次复杂的跳跃动作,她的动机也必须强烈到足以支撑她赢得一场比赛,只有这样,她的天赋才能发挥出来。三年训练时间中她的进步是一个成年人在同样时长里几乎无法做到的。只有很少一部分运动员从二十岁或者更晚才开始训练;显然,人的一生中存在一个特殊的时期,我们的身体在这段时间里能够最大限度地符合体育竞技的要求。类似的情况我们在许多运动项目中都能看到;青少年总是比较容易学习有氧健身、游泳、冰球或者其他任何体育项目。

所谓的体育才能并不只是由身体构造决定的,它还牵扯到我们的大脑。当亚历山德拉第一次站在冰上时,她的运动神经元们努力地使她尽可能控制好自己的肢体。运动神经元分布在大脑皮层的运动区,这是人类大脑中一个狭长的区域,它控制着我们的身体动作。皮层运动区延伸覆盖了大脑的整个轴线并构成了额叶的后部区域。

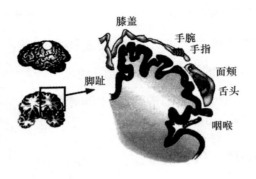

膝盖
手腕
手指
面颊
舌头
脚趾
咽喉

上图为大脑的躯体感觉皮层。该皮层的不同区域对应着我们身体某个特定部位的感受能力。

我们躯体的每个部位在这个大脑区域都能得以体现,属于它的次区域们分别主控着一个对应的身体部位。大脑运动区的脑细胞与运动前区皮层的脑细胞处于联系中,这是一个位于大脑前端、介于"理性的"额叶和运动区之间的脑区域。运动前区的功能在于计划我们的身体行动。一次计划身体行动的行为是大脑运动前区的脑细胞将信号传递至运动区的脑细胞处的过程。当亚历山德拉准备在冰上跳跃时,这个跳跃动作就是由运动前区来准备的;它将信号传给运动区,于是亚历山德拉的手脚能够协作,她的跳

212

跃动作也同时高质量地完成了。

　　十五年前,意大利的研究者们有了一项重要的发现。他们观察到,当一只猩猩执行拾起坚果的动作时,他大脑中相应的脑细胞会活跃起来,而当猩猩只是看到研究人员拾起坚果时,这种活跃度依然存在。其实,这是猩猩们在大脑中模仿研究人员的行为造成的。这种控制着像照镜子一样的行为的脑细胞被称作"镜像神经元"。不只是猩猩,我们人类也有镜像神经元,它们存在的地方就是大脑的运动前区。一次有氧健身课上,运动神经元的活跃不只是源于我们本身的运动,它们在我们观看健身教练做示范动作时其实已经兴奋起来了,镜像神经元的作用就在于模仿他人的行为。

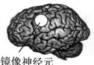
镜像神经元

上图为大脑镜像神经元区。这个脑区域的活跃与我们在运动（比如有氧健身操）的过程中观看他人有关。

镜像神经元的"共动"作用对于我们学习新动作有着重要的意义。镜像神经元的模拟能力越强,我们学习新动作越容易。亚历山德拉的镜像神经元就在她学习新的跳跃和其他动作时帮了很大的忙。仅仅是通过观察他人的跳跃就使她的大脑细胞活跃度升高,于是她便能模仿这个动作了。目前,对比成年人与青少年镜像神经元工作方式的研究仍然是个空缺,但是青少年们在体育训练中进步的速度也许能够说明,他们负责掌握新的躯体动作的这种脑细胞正处在高度敏感的状态。除此之外,就如我们在第三章中已经提到过的,青少年的大脑非常乐于尝试新鲜的事物,与风险和胆量有关的大脑区域们在青春期也正是过度活跃的时候。尝试跳跃和其他动作在青少年们看来并不可怕,反而很有吸引力。想想他们在学习滑雪和玩滑板时展现出来的勇气吧。与成年人害怕地踌躇不前不同,青少年们往往无法真的感知到其中的危险,他们只为学习新动作的过程觉得兴奋。优秀的模仿能力外加一点儿勇气大概就是青少年们能快速成长为体育名将的原因。

音乐天赋

　　和体育才能一样，人在音乐上的才华也是很小的
年纪就会表现出来的。莫扎特举办第一场演奏会的
时候是五岁，贝多芬迈开作为成功的钢琴家的第一步
是在七岁。但更多时候，令人惊讶的音乐天赋需要等
到青春期时才能真正地被挖掘。青少年们必须首先
认识到自己才能的大小，同时明白它在他人眼中的意
义，才能充满激情地开始施展这种音乐才华。虽然童
年的莫扎特已经谱出了交响曲，但他最负盛名的作品
却都诞生在他的青少年时期。如今，专业的音乐学校
招收的有才华的学生，必须是十三岁以上的青少年。
他们在音乐学校里受到的教育，不仅包括了"正常
的"学业课程，还包括了专门的音乐课，他们的音乐
天赋因此也就有了发挥的机会。

　　青春期时音乐才能的发展不仅仅局限于古典音

乐的领域。那些现代的流行乐团,大多都是青少年们为了增强或者一试自己音乐能力而组建起来的。处于这个年龄段的大脑显然非常利于孩子们发挥音乐特长。与儿童相比,伴随着社会视野的拓宽,青少年对于才能这件事有了更加深刻的认识,他们学会了站在他人的角度思考问题,逐渐明白了天赋对于周围人的意义,在此基础上,他们也形成了属于自己的世界观,这种世界观不仅加强了他们的音乐表达能力,而且最终推动着他们创作出独特的音乐。每一代的年轻人不是都拥有一种新的音乐风格吗?

但是我们目前仍然不清楚,大脑的发育与施展天赋之间有什么确切的关系。之前人们还以为,只要通过正确的刺激,每一个孩子的音乐天赋都能被挖掘出来。于是,一些野心勃勃的家长开始逼迫自己的孩子夜以继日地练习,为的就是将他们培养成明星。这种做法是与科学结论背道而驰的。对于发挥天赋来说,适当的刺激当然很重要,但前提是对象必须具备所谓的遗传上的素质敏感性。我们每个人出生时都带着特定的遗传基因,也正是这种遗传因素与日后我们在成长中获得的经验一起,使我们成为了独一无二的个体。很有可能大脑的构成已经决定我们学习某些东西比较容易,而学习另一些就比较困难。比如一个人能很快学会拉小提琴,另一个人则在几百堂课后依然对此一窍不通。但是,这种大脑中的差异是如何形成的,大脑又如何适应一个训练的过程的,都还是研究领域的空白。

　　我们现在所知的是,的确有某些特定的大脑区域在音乐演奏时非常敏感。比如拉小提琴就需要很强的控制手指的能力。要拉好小提琴,我们必须能非常精确地在发力与收力之间进行协调,同时计划好整个运动过程。研究人员们对参与这种行动控制的大脑区域进行了研究,音乐家本人的经验是否会对此产生影响,也是他们关注的问题。研究结果表明,手指的运动会在大脑皮层运动区得以体现。如前文所讲,运动区是贯穿大脑皮层的一块条状地带,我们身体的每个部分,从手到手指的活动都会反应在此处。手指对应的面积相当大,因为它的运动牵扯到大量的神经,这也是为什么手指特别灵敏的原因。也正是因此,我们能够清楚地区别触碰时使用的是无名指还是中指。相反,背部和上臂的活动就不那么容易被识别了,这是因为大脑皮层运动区中与这两个身体部位有关的神经细胞比较少。鉴于面积较大,运动区中与手指运动相关的区域对经验和练习都非常敏感,或者换句话说它们的可塑性非常强。科学家们发现,食指与中指被绑在一起的灵长类动物,大脑中对应的区域不久后也会融合为一体。于是,无名指与中指不再代表不同的皮层区,它们的运动也无法再被区分。对音乐家们来说,情况也是一样的。只是他们手指的运动反过来非常强烈地表现在了运动皮层。这并不令人惊讶,因为夜以继日地训练双手使得他们大脑相关的区域特别能够区别不同手指间的运动。另一点有趣的地方在于,很小的时候就开始进行音乐训练的音乐家,其大脑皮层运动区对手指运动的反应比较晚开始训练的音乐家更强。

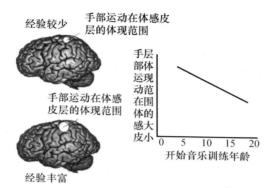

上图为经验较少的音乐家和经验丰富的音乐家的手部运动分别在体感皮层体现的情况（图左）。越早开始进行音乐训练，体感皮层的手部运动区面积越大（图右）。引自潘特夫（Pantev）等（《纽约科学院年刊》[①], 2001）。

    青春期时，运动皮层的可塑性和灵活性都很强。所以这段时间非常适合使其达到最佳状态。青少年大脑中体现音乐行为的脑区域们还处在很容易被塑形的状态，这也使得他们能更好地根据社会环境调整自己的才华。这个意义上，音乐节、才艺比赛以及艺术文化项目都给青少年提供了不少机会。幸运的是，要激发音乐与艺术才能，没有比青春期更合适的时

---

①   *Annuals of the NY Academy of Science.*

候了。

政治上的推动者

接下来要说的,是青少年的另一个很突出的才能:也就是他们辩论与讨论的能力。青少年们充满创造性的思维方式帮助他们越来越多地参与到社会生活中,为了解决政治问题而发表自己的见解,他们仿佛是注定的不二人选。首先,假使涉及校内教学制度或者校外青少年项目的变更,不仅是教师,更需要青少年提出自己的观点。过去几年中,教育制度的变化非常大。其中最主要的问题是在青少年还未具备完全成熟的自主性时,对他们的一些要求是否太过度。与此相关的议题例如:"青少年们是不是不要太早就决定了要学习的学科组合?"(挑选专业)或者"目前教育计划是不是过分从制定者自身的经验出发,为学生提供的可供思考的问题都只处于平均智力水平甚至平均以下水平?"鉴于这种情况,一方面我们需要对教育体系进行系统的分析,通过科学研究来解决哪种教育模式最适合哪类学生的问题。另一方面,在对话中为与此相关的青少年留下一席之地,允许他们在教育制度改革的讨论中各抒己见,也是一种极其有效的做法。

　　青少年们真的会认真思考社会问题么？即便不是一定要在和成年人的讨论中发表观点,他们还是很愿意参与这种讨论的。有一次我被邀请参加某个学校的毕业典礼,并和在场的部分刚刚拿到结业证书的学生进行了对话。我询问他们,学校生活的哪个部分是他们最怀念的,他们说,他们会想念讨论小组带来的巨大乐趣。在中间的休息时间里,他们对许多当时并不算最紧要的政治问题展开了详细的讨论。他们聊到是否应该结束伊拉克的战争,聊到餐厅禁烟令到底有没有意义,在剩下的最后十分钟里他们还打算为非洲的饥饿问题找到解决途径。当然,我们不能完全肯定他们意见的可行性,这种讨论有什么建设性的贡献也有待商榷。但是,就像之前的研究所证明的那样，我们不应该草率地将青少年的想法看成是幼稚和没用的。他们的大脑开放和富有探索精神，因此很容易形成新的、有创造性的见解，在这个意义上，成年人的大脑仅仅是越变越窄而已。所以，即使很多人对青少年参与政治讨论能否起到推动作用表示怀疑，但大脑研究会告诉我们这绝对是百利而无一害的。

结　尾

　　本章中的几个小结旨在向大家展示青少年的大脑所拥有的巨大能力；我们此处只涉及到了其中的四种而已。过去的几年中，青少年和他们发育中的大脑得到了越来越多的关注，但我们看到的评论往往都不是正面的。我要借助本书告诉大家的是：青少年规划上的困难，对挑战和危险的无法抗拒以及他们在友情关系中的价值判断都归结于变化中的青春期大脑。这种变化虽然有时会带来麻烦也会使人迷惑，但归根结底是正常的。正如我们在本章中所看到的那样，青春期并不只是一段除了等待困难重重的大脑重新稳定下来就别无他法的时间,这个难缠的大脑同样也蕴含着无限的可能性,它们将帮助我们成长为独一无二的个体。每一个能够回忆起青春期的人都应该好好想一想:你当时有什么与众不同的天赋吗?

参 考 文 献

Adleman, N.E., Menon, V., et al. (2002), 'A developmental fMRI study of the Stroop color-word task'. *Neuroimage*, 16, 61-75.

Adolphs, R. (2003), 'Cognitive neuroscience of human social behavior'. *Nature Reviews*, 4, 165-178.

Anderson, S.W., Bechara, A., Damasio, H., Tranel, D. en Damasio, A.R. (1999), 'Impairment of social and moral behavior related to early damage in human prefrontal cortex'. *Nature Neuroscience*, 2, 1032-1037.

Arnet, J.J. (1999), 'Adolescent Storm and Stress, Reconsidered'. *American Psychologist*, 54, 317-326.

Arnett, J. (2000), 'Emerging adulthood: A theory of development from the late teens through the twenties'. *American Psychologist*, 55, 469-480.

Aron, A.R. en Poldrack, R.A. (2006), 'Cortical and subcortical contributions to Stop signal response inhibition: role of the subthalamic nucleus'. *Journal of Neuroscience*, 26, 2424-2433.

Aron, A.R., Robbins, T.W., et al. (2004), 'Inhibition and the right inferior frontal cortex'. *Trends in Cognitive Sciences*, 8, 170-177.

Baird, A.A. (2008), 'Moral reasoning in adolescence: The integration of emotion and cognition'. Sinnott-Armstrong, W. (red.), *Moral Psychology*. The MIT Press.

Baird, A.A. (2007), 'Behavioral and neurobiological metamorphosis in adolescence'. Presentatie bij de Adolescent Expert Meeting, Leiden, 2007.

Barcelo, F. en Knight, R.T. (2002), 'Both random and perseverative errors underlie WCST deficits in prefrontal patients'. *Neuropsychologia*, 40, 349-356.

Bartels, A. en Zeki, S. (2004), 'The neural correlates of maternal and romantic love'. *Neuroimage*, 21, 1155-1166.

Bechara, A., Damasio, A.R., Damasio, H. en Anderson, S.W. (1994), 'Insensitivity to future consequences following damage to human prefrontal cortex'. *Cognition*, 50, 7-15.

Bechara, A., Damasio, H., Tranel, D. en Damasio, A.R. (1997), 'Deciding advantageously before knowing the advantageous strategy'. *Science*, 275, 1293-1295.

Blakemore, S.J. en Choudhury, S. (2006), 'Development of the adolescent brain: implications for executive function and social cognition'. *Journal of Child Psychology and Psychiatry and allied disciplines*, 47, 296-312.

Booth, J.R., Burman, D.D., et al. (2003), 'Neural development of selective attention and response inhibition'. *Neuroimage*, 20, 737-751.

Bos, W. van den, Dijk, E. van, Westenberg, P.M., Rombouts, S.A.R.B. en Crone, E.A. (in voorbereiding voor publicatie), *Brain Regions Supporting Reciprocity*. Brain & Development Laboratorium, 2008.

Braver, T.S., Cohen, J.D., et al. (2002), 'The role of prefrontal cortex in normal and disordered cognitive control: A cognitive neuroscience perspective'. *Principles of Frontal Lobe Function*. S.a. Knight. New York, NY, Oxford University Press, 428-447.

Broca, P. (1960), 'Remarks on the seat of the faculty of articulate language, followed by an observation of aphemia'. *Some papers on the Celebral Cortex*. Charles C. Thomas Publisher, Springfield, Illinois, 49-72.

Brocki, K.C. en Bohlin, G. (2004), 'Executive functions in children aged 6 to 13: a dimensional and developmental study'. *Developmental Neuropsychology*, 26, 571-593.

Brooks-Gunn, J. en Warren, M.P. (1998), 'Biological and social contributions to negative affect in young adolescent girls'. *Child Development*, 60, 40-55.

Brooks-Gunn, J., Graber, J.A. en Paikoff, R.L. (1994), 'Studying links between hormones and negative affect: Models and measures'. *Journal of Research on Adolescence*, 4, 469-486.

Brown, B. (2004), 'Adolescents' relationships with peers'. R. Lerner en L. Steinberg (red.), *Handbook of Adolescent Psychology* (2de ed.). New York: Wiley.

Brown, T.T., Lugar, H.M., et al. (2005), 'Developmental changes in human cerebral functional organization for word generation'. *Cerebral Cortex*, 15, 275-290.

Brown, T.T., Petersen, S.E., et al. (2006), 'Does human functional brain organization shift from diffuse to focal with development?' *Developmental Science*, 9, 9-11.

Buchanan, C.M., Eccles, J. en Becker, J. (1992), 'Are adolescents the victims of raging hormones? Evidence for activational effects of hormones on moods and behavior at adolescence'. *Psychological Bulletin*, 111, 62-107.

226

Bunge, S.A., Dudukovic, N.M., et al. (2002), 'Immature frontal lobe contributions to cognitive control in children: evidence from fMRI'. *Neuron* 33, 301-311.

Carskadon, M.A., Acebo, C. en Jenni, O.G. (2004), 'Regulation of adolescent sleep: Implications for behavior'. *Annuals of the New York Academy of Sciences*, 1021, 276-291.

Casey, B.J., Cohen, J.D., et al. (1995), 'Activation of prefrontal cortex in children during a nonspatial working memory task with functional MRI'. *Neuroimage*, 2, 221-229.

Casey, B.J., Tottenham, N., Liston, C. en Durston, S. (2005), 'Imaging the developing brain: What have we learned about cognitive development?' *Trends in Cognitive Science*, 9, 104-110.

Crone, E.A. en Molen, M.W. van der (2007), 'Development of decision making in school-aged children and adolescents: evidence from heart rate and skin conductance analysis'. *Child Development*, 78, 1288-1301.

Crone, E.A. en Molen, M.W. van der (2004), 'Developmental changes in real-life decision-making: performance on a gambling task previously shown to depend on the ventromedial prefrontal cortex'. *Developmental Neuropsychology*, 25, 251-279.

Crone, E.A., Ridderinkhof, K.R., et al. (2004), 'Switching between spatial stimulus-response mappings: a developmental study of cognitive flexibility'. *Developmental Science*, 7, 443-455.

Crone, E.A., Donohue, S.E., et al. (2006), 'Brain regions mediating flexible rule use during development'. *Journal of Neuroscience*, 26, 11239-11247.

Crone, E.A., Wendelken, C., Donohue, S., Leijenhorst, L. van en Bunge, S.A. (2006), 'Neurocognitive development of the ability to manipulate information in working memory'. *Proceedings of the National Academy of Sciences USA*, 103, 9315-9320.

Crone, E.A., Zanolie, K., Leijenhorst, L. van, Meel, C.S. van, Rombouts, S.A. en Westenberg, P.M. (2008), 'Brain regions underlying the development of performance monitoring'. *Cognitive, Affective and Behavioral Neuroscience*, 8, 165-177.

Curtiss, S. (red.), *Genie: Psycholinguistic Study of a Modern-day Wild Child*. Londen: Academic Press Inc., 1977.

Damasio, A.R. (1994), *Descartes' error*. New York: Grosset/Putnam.
Damasio, A.R. (1996), 'The somatic marker hypothesis and the possible functions of the prefrontal cortex'. *Philosophical Transactions of the Royal Society of London, Series B, Biological Sciences*, 351, 1413-1420.

227

Damasio, H., Grabowski, T., Frank, R., Galaburda, A.M. en Damasio, A.R. (1994), 'The return of Phineas Gage: clues about the brain from the skull of a famous patient'. *Science*, 264, 1102-1105.

Davidson, M.C., Amso, D., et al. (2006), 'Development of cognitive control and executive functions from 4 to 13 years: evidence from manipulations of memory, inhibition, and task switching'. *Neuropsychologia*, 44, 2037-2078.

Diamond, A. (2002), 'Normal development of prefrontal cortex from birth to young adulthood: cognitive functions, anatomy and biochemistry'. *Principles of Frontal Lobe Function*. S.a. Knight. Londen, Oxford University Press: 466-503.

Duijvenvoorde, A. van, Zanolie, K., Raaijmakers, M.E.J., Rombouts, S.A.R.B. en Crone, E.A. (in druk), 'Evaluating the negative or valuing the positive? A developmental fMRI study of feedback-based learning'. *Journal of Neuroscience*.

Durston, S., Thomas, K.M., et al. (2002), 'A neural basis for the development of inhibitory control'. *Developmental Science*, 5, F9-F16.

Durston, S., Davidson, M.C., et al. (2006), 'A shift from diffuse to focal cortical activity with development'. *Developmental Science*, 9, 1-8.

Eisenberg, N., Cumberland, A., Guthrie, I.K., Murphy, B.C. en Shepard, S.A. (2005), 'Age changes in prosocial responding and moral reasoning in adolescence and early adulthood'. *Journal of Research on Adolescence*, 15, 235-260.

Ekman, P., Campos, J., Davidson, R.J., Waal, F. de (2003), *Emotions Inside Out*. New York: Annals of the New York Academy of Sciences.

Ernst, M., Nelson, E.E., Jazbec, S., McClure, E.B., Monk, C.S., Leibenluft, E., et al. (2005), 'Amygdala and nucleus accumbens in response to receipt and omission of gains in adults and adolescents'. *Neuroimage*, 25, 1279-1291.

Eslinger, P.J., Flaherty-Craig, C.V., et al. (2004), 'Developmental outcomes after early prefrontal cortex damage'. *Brain and Cognition*, 55, 84-103.

Everitt, B.J., Belin, D., Economidou, D., Pelloux, Y., Dalley, J.W. en Robbins, T.W. (2008), 'Neural mechanisms underlying the vulnerability to develop compulsive drug-seeking habits and addiction'. *Philosophical Transactions of the Royal Society of London, Series B, Biological Sciences*.

Freud, A. (1958), 'Adolescence. Psychoanalytic study of the child, 15, 255-278.

Frith, U. en Frith, C.D. (2003), 'Development and neurophysiology of mentalizing'. *Philosophical Transactions of the Royal Society of London, Series B, Biological Sciences*, 358, 459-473.

Fuster, J.M. (2001), 'The prefrontal cortex – an update: Time is of the essence'. *Neuron*, 30, 319-333.

Gallese, V., Fadiga, L., Fogassi, L. en Rizzolatti, G. (1996), 'Action recognition in the premotor cortex'. *Brain*, 119, 593-609.

Gallese, V., Keysers, C., en Rizzolatti, G. (2004), 'A unifying view of the basis of social cognition'. *Trends in Cognitive Sciences*, 8, 396-403.

Galvan, A., Hare, T.A., Davidson, M., Spicer, J., Glover, G. en Casey, B.J. (2005), 'The role of ventral frontostriatal circuitry in reward-based learning in humans'. *Journal of Neuroscience*, 25, 8650-8656.

Galvan, A., Hare, T.A., Parra, C.E., Penn, J., Voss, H., Glover, G., et al. (2006), 'Earlier development of the accumbens relative to orbitofrontal cortex might underlie risk-taking behavior in adolescents'. *Journal of Neuroscience*, 26, 6885-6892.

Gardner, H. (1993), *Multiple Intelligences: The Theory in Practice*. New York: Basic Books.

Gardner, M. en Steinberg, L. (2005), 'Peer influence on risk taking, risk preference, and risky decision making in adolescence and adulthood: An experimental study'. *Developmental Psychology*, 41, 625-635.

Gazzaniga, M.S. (2004), *The Cognitive Neurosciences III*. Cambridge: The MIT Press.

Gehring, W.J. en Knight, R.T. (2000), 'Prefrontal-cingulate interactions in action monitoring'. *Nature Neuroscience*, 3, 516-520.

Gogtay, N., Giedd, J.N., Lusk, L., Hayashi, K.M., Greenstein, D., Vaituzis, A.C., et al. (2004), 'Dynamic mapping of human cortical development during childhood through early adulthood'. *Proceedings of the National Academy of Sciences USA*, 101, 8174-8179.

Goldman-Rakic, P. (1988), 'Topography of cognition – parallel distributed networks in primate association cortex'. *Annual Review of Neuroscience*, 11, 137-156.

Grafman, J. (1994), *Alternative Frameworks for the Conceptualization of Prefrontal Lobe Functions*. Amsterdam: Elsevier.

Greene, J.D., Sommerville, R.B., Nystrom, L.E., Darley, J.M. en Cohen, J.D. (2001), 'An fMRI investigation of emotional engagement in moral judgment'. *Science*, 293, 2105-2108.

Guroglu, B. (2008), *Development of Dyadic Peer Relationships: Friendships and Antipathies*. Proefschrift Radboud Universiteit Nijmegen.

Hall, G.S. (1904), *Adolescence: Its Psychology and its Relation to Physiology, Anthropology, Sociology, Sex, Crime, Religion, and Education (Vols. I & II.)*. Englewood Cliffs, NJ: Prentice-Hall.

Hartup, W.W. (1989), 'Social relationships and their developmental significance'. *American Psychologist*, 44, 120-126.

Heaton, R.K., Chelune, G.K., Talley, J.L., Kay, G.G. en Curtiss, G.W. (1993), *Wisconsin Card Sorting Test Manual: Revised and expanded*. Odessa, FL: Psychological Assessment Resources.

Herba, C. en Phillips, M. (2004), 'Annotation: Development of facial expression recognition from childhood to adolescence: behavioural and neurological perspectives'. *Journal of Child Psychology and Psychiatry and Allied Disciplines*, 45, 1185-1198.

Hooper, C.J., Luciana, M., Conklin, H.M. en Yarger, R.S. (2004), 'Adolescents' performance on the iowa gambling task: Implications for the development of decision making and ventromedial prefrontal cortex'. *Developmental Psychology*, 40, 1148-1158.

Huettel, S.A., Sing, A.W. en McCarthy, G. (2004), *Functional Magnetic Resonance Imaging*. Sunderland, Massachusetts: Sinauer Associates, Inc.

Huizinga, M., Dolan, C.V., et al. (2006), 'Age-related change in executive function: Developmental trends and a latent variable analysis'. *Neuropsychologia*, 44, 2017-2036.

Kandel, D.B. (1996), 'The parental and peer contexts of adolescent deviance: An algebra of interpersonal influences'. *Journal of Drug Issues*, 26, 289- 316.

Kaplan, R.M. en Saccuzzo, D.P. (2005), *Psychological Testing: Principles, Applications, and Issues*. Belmont, CA: Thomson Wadsworth.

Killgore, W.D.S., Oki, M. en Yurgelun-Todd, D.A. (2001), 'Sex-specific developmental changes in amygdala response to affective faces'. *Neuroreport*, 12, 427-433.

Klingberg, T., Forssberg, H., et al. (2002), 'Increased brain activity in frontal and parietal cortex underlies the development of visuospatial working memory capacity during childhood'. *Journal of Cognitive Neuroscience*, 14, 1-10.

Kohlberg, L. (1979), 'Justice as reversibility'. P. Laslett en J. Fishkin (red.), *Philosophy, Politics and Society*, Fifth Series. Blackwell.

Kwon, H., Reiss, A.L. en Menon, V. (2002), 'Neural basis of protracted developmental changes in visuo-spatial working memory'. *Proceedings of the National Academy of Sciences USA*, 99, 13336-13341.

LeDoux, J. (1996), *The Emotional Brain*. Simon & Schuster, New York.

Leijenhorst, L. van, Meel, C.S. van, Zanolie, K., Westenberg, P.M., Rombouts, S.A.R.B. en Crone, E.A. (ter publicatie aangeboden), *Neural Regions Supporting Risk Anticipation and Outcome Processing across Adolescence*. Brain & Development Laboratorium, 2008.

Leijenhorst, L. van, Westenberg, P.M. en Crone, E.A. (2008), 'A develop-

230

mental study of risky decisions on the cake gambling task: Age and gender analyses of probability estimation and reward evaluation'. *Developmental Neuropsychology*, 33, 179-196.

Lejuez, C.W., Aklin, W.M., Zvolensky, M.J. en Pedulla, C.M. (2003), 'Evaluation of the balloon analogue risk task (BART) as a predictor of adolescent real-world risk-taking behavior'. *Journal of Adolescence*, 26, 475-479.

Licht, R., Bakker, D.J., Kok, A. en Bouma, A. (1988), 'The development of lateral event-related potentials (ERPS) related to word naming: a four year longitudinal study'. *Neuropsychologia*, 26, 327-340.

Liegeois, F., Connely, A., Baldeweg, T. en Vargha-Khadem, F. (in druk), 'Speaking with a single cerebral hemisphere: fMRI language organization after hemispherectomy in childhood'. *Brain and Language*.

Limb, C.J. en Braun, A.R. (2008), 'Neural substrates of spontaneous musical performance: an fMRI study of jazz improvisation'. *PLoS ONE*, 27, e1679.

Loevinger, J. (1985), 'Revision of the sentence completion test for ego development'. *Journal of Personality and Social Psychology*, 48, 420-427.

Luna, B. en Sweeney, J.A. (2004), 'The emergence of collaborative brain function: fMRI studies of the development of response inhibition'. *Annuals of the New York Academy of Sciences*, 1021, 296-309.

May, J.C., Delgado, M.R., Dahl, R.E., Stenger, V.A., Ryan, N.D., Fiez, J.A. en Carter, C.S. (2004), 'Event-related functional magnetic resonance imaging of reward-related brain circuitry in children and adolescents'. *Biological Psychiatry*, 55, 359-366.

Miller, E.K. en Cohen, J.D. (2001), 'An integrative theory of prefrontal cortex functioning'. *Annual Review of Neuroscience*, 24, 167-202.

Nelson, E., Leibenluft, E., McClure, E., en Pine, D. (2005), 'The social reorientation of adolescence: a neuroscience perspective on the process and its relation to psychopathology'. *Psychological Medicine*, 35, 163-174.

Neufang, S., Specht, K., Hausmann, M., Gunturkun, O., Herpertz-Dahlmann, B., Fink, G.R. en Konrad, K. (in druk), 'Sex Differences and the Impact of Steroid Hormones on the Developing Human Brain'. *Cerebral Cortex*.

O'Brien, S.F. en Bierman, K.L. (1988), 'Conceptions and perceived influence of peer groups: Interviews with preadolescents and adolescents'. *Child Development*, 59, 1360-1365.

Olesen, P.J., Nagy, Z., et al. (2003), 'Combined analysis of DTI and fMRI data reveals a joint maturation of white and grey matter in a fronto-parietal network'. *Cognitive Brain Research*, 18, 48-57.

Overman, W.H., Frassrand, K., et al. (2004), 'Performance on the IOWA card task by adolescents and adults'. *Neuropsychologia*, 42, 1838-1851.

Pantev, C., Engelien, A., Candia, V. en Elbert, T. (2001), 'Representational cortex in musicians. Plastic alterations in response to musical practice'. *Annuals of the New York Academy of Sciences*, 930, 300-314.

Paus, T., Collins, D.L., Evans, A.C., Leonard, G., Pike, B. en Zijdenbos, A. (2001), 'Maturation of white matter in the human brain: a review of magnetic resonance studies'. *Brain Research Bulletin*, 54, 255-266.

Phelps, E.A., O'Conner, K.J., Gatenby, J.C., Grillon, C., Gore, J.C., en Davis, M. (2001), 'Activation of the left amygdale to a cognitive representation of fear'. *Nature Neuroscience*, 4, 437-441.

Piaget, J. (1952), *The Origin of Intelligence in Children*. New York, International Universities Press.

Pollak, T.A., Mulvenna, C.M. en Lythgoe, M.F. (2007), 'The NOVO artistic behaviour following brain injury'. *Frontiers of Neurology and Neuroscience*, 22, 75-88.

Qin, Y., Carter, C.S., Silk, E.M., Stenger, V.A., Fissell, K., Goode, A. en Anderson, J.R. (2004), 'The change of the brain activation patterns as children learn algebra equation solving'. *Proceedings of the National Academy of Science USA*, 101, 5686-5691.

Raven, J. en Raven, J. (2003), 'Raven Progressive Matrices'. R.S. McCallum (red.), *Handbook of Nonverbal Assessment* (p. 223-240). New York: Kluwer Academic/Plenum Publishers.

Resing, W.C.M. en Drenth, P.J.D. (2001), *Intelligentie: weten en meten* (p. 1-192). Amsterdam: Uitgeverij Nieuwezijds.

Rilling, J.K., Gutman, D.A., Zeh, T.R., Pagnoni, G., Berns, G.S. en Kilts, C.D. (2002), 'A neural basis for social cooperation'. *Neuron*, 35, 395-405.

Rivera, S.M., Reiss, A.L., Eckert, M.A. en Menon, V. (2005), 'Developmental changes in mental arithmetic: evidence for increased functional specialization in the left inferior parietal cortex'. *Cerebral Cortex*, 15, 1779-1790.

Rubia, K., Russell, T., et al. (2001), 'Mapping motor inhibition: conjunctive brain activations across different versions of Go/No-Go and stop tasks'. *Neuroimage*, 13, 250-261.

Sanfey, A.G., Rilling, J.K., Aronson, J.A., Nystrom, L.E. en Cohen, J.D. (2003), 'The neural basis of economic decision-making in the Ultimatum Game'. *Science*, 300, 1755-1758.

232

Schaffer, H.R. (1996), *Social Development*, Oxford Blackwell.

Schroeter, M.L., Zysset, S., et al. (2004), 'Prefrontal activation due to Stroop interference increases during development—an event-related fNIRS study'. *Neuroimage*, 23, 1317-1325.

Selman, R.L. (1980), *The Growth of Interpersonal Understanding: Development and Clinical Analyses*. New York: Academic Press.

Shaw, P., Greenstein, D., Lerch, J., Clasen, L., Lenroot, R., Gogtay, N., Evans, A., Rapoport, J. en Giedd, J. (2006), 'Intellectual ability and cortical development in children and adolescents'. *Nature*, 440, 676-679.

Simons-Morton, B., Lerner, N. en Singer, J. (2005), 'The observed effects of teenage passengers on the risky driving behavior of teenage drivers'. *Accident Analysis and Prevention*, 37, 973-982.

Singer, T. (2007), *The Neuronal Basis of Empathy and Fairness*. Novartiss Foundation Symposium.

Sisk, C.L. en Foster, D.L. (2004), 'The neural basis of puberty and adolescence'. *Nature Neuroscience*, 7, 1040-1047.

Sisk, C.L. en Zehr, J.L. (2005), 'Pubertal hormones organize the adolescent brain and behavior'. *Frontiers in Neuroendocrinology*, 26, 163-174.

Smetana, J.G. (2006), 'Social domain theory: Consistencies and variations in children's moral and social judgments'. M. Killen en J.G. Smetana (red.), *Handbook of Moral Development* (p. 119-154). Mahwah, NJ: Erlbaum.

Somsen, R.J., Molen, M.W. van der, et al. (2000), 'Wisconsin Card Sorting in adolescents: analysis of performance, response times and heart rate'. *Acta Psychologica*, 104, 227-257.

Sowell, E.R., Thompson, P.M., Leonard, C.M., Welcome, S.E., Kan, E. en Toga, A.W. (2004), 'Longitudinal mapping of cortical thickness and brain growth in normal children'. *Journal of Neuroscience*, 24, 8223-8231.

Stams, G.J., Brugman, D., Dekovic, M., Rosmalen, L. van, Laan, P. van der en Gibbs, J.C. (2006), 'The moral judgment of juvenile delinquents: A meta-analysis'. *Journal of Abnormal Child Psychology*, 34, 697-713.

Steinberg, L. (2004), 'Risk taking in adolescence: What changes and why?' *Annuals of the New York Academy of Sciences*, 1021, 51-58.

Steinberg, L. (2005), 'Cognitive and affective development in adolescence'. *Trends in Cognitive Sciences*, 9, 69-74.

Steinberg, L. en Morris, A.S. (2001), 'Adolescent development'. *Annual Reviews of Psychology*, 52, 83-110.

Stroop, J.R. (1935), 'Studies of interference in serial verbal reactions'. *Journal of Experimental Psychology*, 18, 643-662.

Tamm, L., Menon, V., et al. (2002), 'Maturation of brain function associated with response inhibition'. *Journal of the American Academy of Child and Adolescent Psychiatry*, 41, 1231-1238.

Thomas, K.M., Drevets, W.C., Whalen, P.J., Eccard, C.H., Dahl, R.E., Ryan, N.D., et al. (2001), 'Amygdala response to facial expression in children and adults'. *Biological Psychiatry*, 49, 309-316.

Uylings, H.B.M. (2006), 'Development of the human cortex and the concept of "critical" or "sensitive" periods'. *Language Learning*, 56, 59-90.

Wade, A.M., Lawrence, K., Mandy, W. en Skuse, D. (2006), 'Charting the development of emotion recognition from 6 years of age'. *Journal of Applied Statistics*, 33, 297-315.

Wager, T.D. en Smith, E.E. (2003), 'Neuroimaging studies of working memory: a meta-analysis'. *Cognitive, Affective and Behavioral Neuroscience*, 3, 255-274.

Wechsler, D. (1939), *The Measurement of Adult Intelligence*. Baltimore: Williams & Wilkins, 229.

Welsh, M.C., Pennington, B.F., et al. (1991), 'A normative-developmental study of executive function in children'. *Developmental Neuropsychology*, 7, 131-149.

Westenberg, P.M., Hauser, S.T., en Cohn, L.D. (2004), 'Sentence completion measurement of psychosocial maturity'. M.J. Hilsenroth en D.L. Segal (red.), *Personality Assessment* (p. 595-616). Volume 2 in M. Hersen (hoofdred.), *Comprehensive Handbook of Psychological Assessment*. Hoboken, NJ: John Wiley & Sons.

Wildenberg, W.P.M. van den en Molen, M.W. van der (2004), 'Developmental trends in simple and selective inhibition of compatible and incompatible responses'. *Journal of Experimental Child Psychology*, 87, 201-220.

Zelazo, P.D. (2004), 'The development of conscious control in childhood'. *Trends in Cognitive Sciences*, 8, 12-17.

Zuckerman, M., Eysenck, S. en Eysenck, H.J. (1978), 'Sensation seeking in England and America: cross-cultural, age, and sex comparisons'. *Journal of Consulting and Clinical Psychology*, 46, 139-149.

索　引

致 谢 词

所有的科研工作都不会只是一人之力。本书得以写成，我首先要感谢我的老师和同行给予我的知识。其次，我要感谢我的工作伙伴，特别是与我一同在莱顿大学发展心理学系的大脑与发展实验室中奋斗的同事，他们为我营造了舒适又充满鼓舞的工作环境。然后我还要感谢在我写作过程中试读以及帮助我完成部分校对工作的我的几位同事和家人，他们是：Adrie Crone-Venneman，Manno de Haas，Linda van Leijenhorst，Serge Rombouts，，Harry Uylings，Michiel Westenberg 以及 Reinout Wiers。除此之外，本书的写作贯穿了我的整个怀孕过程，并持续到我女儿萨沙（Sascha）出生的第一周。我要感谢她为我带来的一切，她使我的人生如此美好。